つらい痛みが消えていく最新セルフケア

腱鞘炎は1分でよくなる!

高林孝光
アスリートゴリラ鍼灸接骨院院長

ワニ・プラス

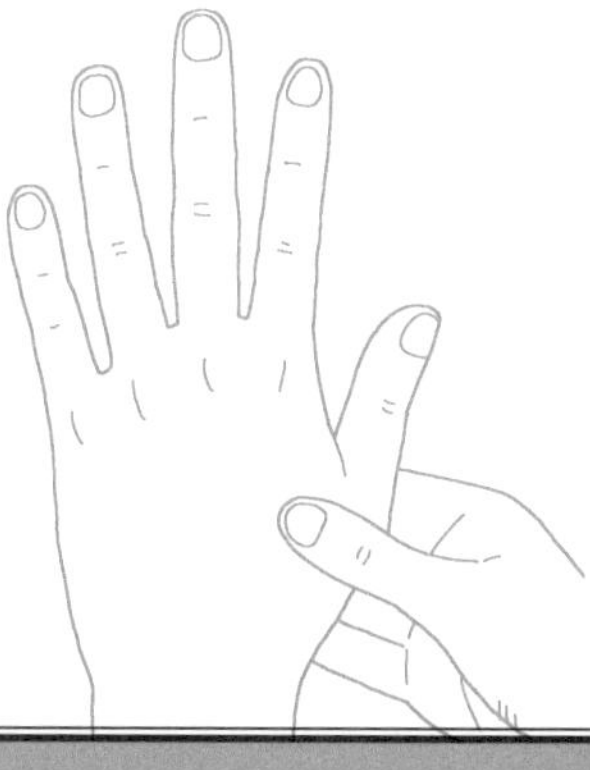

はじめに

書店の棚や出版物を扱う大手オンラインショップには、数えきれないほどの健康実用書が並んでいます。

腰痛やひざ痛、肩こり、脊柱管狭窄症《せきちゅうかんきょうさくしょう》など痛みに関するものをはじめ、糖尿病、高血圧、ガンといった生活習慣病や、不眠、耳鳴り、疲れ目といった不快症状などなど、あらゆるジャンルのさまざまな健康問題に対する改善法や治療法の情報を手に入れることができます。

健康実用書でよく取り上げられるのは、患者数が多かったり、悩みを抱える人が多かったりと、一般的かつ社会的問題として広く知られる病気・症状です。

ところが、いまや国民病の一つに数えられている腱鞘炎《けんしょうえん》に関する本を探してみても、ほとんど見つかりません。取り上げられていたとしても、医学事典の一項目にすぎず、腱鞘炎とは何かから始まり、その種類や原因、改善法までを網羅した独立した一冊の本は数少ないのです。

私は都内で鍼灸《しんきゅう》接骨院を開業しており、日々、さまざまな痛みや症状の患者さんにお会いします。その経験から肌で感じているのは、近年、腱鞘炎の症状を訴えて来院される人がとても増えていることです。

もともと腱鞘炎の患者さんは一定数いましたが、楽器の奏者や調理師、理・美容など手を酷使する職業の人たちがほとんどで、その数は増えもせず減りもせずでした。その腱鞘炎の患者さんが「爆発的」といってよいほど増えてきたのです。

しかも、調理師や理・美容師といった限られた職業の人たちばかりでなく、ビジネスマンや主婦、そして中学生や高校生も少なくありません。

その人たちの話を聞いているうちに、「なるほど、腱鞘炎が増えている原因はこれだな」と心当たるものがあったのです。

ビジネスマンは仕事でパソコンをよく使い、主婦はパソコンでネットサーフィンやネットショッピング、そして中高生はスマートフォン（スマホ）が生活必需品となっています。中高生もビジネスマンも主婦も、腱鞘炎の患者さんはみなパソコンやスマホのヘビーユーザーばかりです。

つまり、パソコンやスマホの使いすぎによって腱鞘炎を発症する人が非常に増加していたのです。

奇《く》しくも本書の元本となった『腱鞘炎は自分で治せる』（マキノ出版）の原稿を執筆中の２０１７年9月13日、ＮＨＫの人気番組『ためしてガッテン』において、「新・現代病！世界に広がる謎の痛み」と題して、腱鞘炎が取り上げられました。そして、現代生活に欠かせないパソコンやスマートフォンなどの操作が、手首に大きな負担をかけていることを明かし、大きな反響を呼んでいます。

腱鞘炎には「手首の腱鞘炎」「ひじの腱鞘炎」「指の腱鞘炎」の三大腱鞘炎があります。これらのうち、パソコンやスマホの使いすぎが原因の腱鞘炎を、私は「パソコン腱鞘炎」「スマホ腱鞘炎」と呼んでいます。

ところで、腱鞘炎の症状を訴えて来院される患者さんには、「病院で治療してもらったけれど、なかなかよくならない」という人が少なくありません。

「2ヵ月前から病院で治療中だがまったく改善しない」

「何ヵ月か通ったけどよくならないので、病院へ行くのをやめてしまった」

「よくなったと思ったら、半年もしないうちに再発した」

など、パターンはさまざまですが、長引き、くり返す腱鞘炎に困り果てて相談に訪れるのです。これだけ医学が発達した現代において、どうしてよくならないのか、なぜくり返すのか、私は不思議でした。

しかし、これも患者さんたちの話を聞いて合点がいきました。病院の治療で腱鞘炎がよくならないのは、よくならない治療をしているからなのです。

多くの場合、湿布《しっぷ》などの対症療法《たいしょうりょうほう》（症状を一時的に改善させるための療法）を続けているだけで、原因療法を行っていません。その対症療法も、本当に腱鞘炎を起こしている部位とは違った部位にアプローチしているケースが多々あります。

また、痛む部位と痛みの原因は違う部位にあることがほとんどです。たとえば「上《じょう》腕骨外側上顆炎《わんこつがいそくじょうかえん》」と呼ばれるひじの外側の腱鞘炎の場合、腱鞘炎を起こす筋肉は七つあると考えられています。腱鞘炎の原因がAの筋肉の場合、対症療法であってもAの筋肉を治療しなければなりません。しかし、なかなか治らないケースでは、Bの筋肉の治療をしていることがあるのです。

的確な部位に、原因を取り除く的確な治療をしなければ、よくならないのは当然です。

逆にいえば、腱鞘炎の正体とその原因、そして自分の腱鞘炎のタイプを知って、腱鞘炎が改善するプロセスを理解すれば、腱鞘炎は必ずよくなるわけです。

パソコンやスマホの普及で急増しているパソコン・スマホ腱鞘炎の勢いを止めたい。よくならない治療を受けて悩んでいる人に痛みのない生活を取り戻してほしい――そんな思いから、本書は生まれました。

本書で紹介する腱鞘炎のセルフケア法は簡単で、誰にでもできます。自分の腱鞘炎の原因はどこにあるのかをいくつかのテストで見極め、痛みの原因を突き止めて適切なセルフケアを行ってください。また、痛みが改善したからといって安心せず、セルフケアを習慣にしてください。

たったいま腱鞘炎で悩んでいるあなたが痛みのない生活を取り戻すため、腱鞘炎の痛みに二度と悩まないために、本書がお役に立てれば幸いです。

2024年6月

高林孝光《たかばやしたかみつ》

目次

第2章 腱鞘炎を1分で治す奇跡のメソッド……49

第3章　腱鞘炎を撃退する生活術を大公開……105

第4章 腱鞘炎を自分で治した体験者の報告

※本書は2017年10月にマキノ出版より刊行した『腱鞘炎は自分で治せる』の新装版として、
一部改稿を加えたうえで書籍化したものです

第1章

パソコンやスマホをやりすぎていませんか?

「パソコン腱鞘炎」「スマホ腱鞘炎」が急増中

本書を手にとっていただいたということは、あなた自身、あるいはあなたのご家族や友人・知人が腱鞘炎でお悩みなのでしょう。荷物を持つと手首がズキンと痛む、手を動かしただけで指にピリッと痛みが走るなど、常に痛みと隣り合わせの生活を強《し》いられる腱鞘炎は、とてもつらいものです。

腱鞘炎は、ひと昔前まではピアニストや理・美容師、大工など手を酷使《こくし》する人たちに多い「職業病」といわれていました。ところが近年は、特定の職業の人だけでなく、年齢や職業を問わず誰でもなる可能性がある「国民病」の一つに数えられるようになりました。

確かに私も、最近は腱鞘炎の症状を訴えて来院する患者さんが急激に増えていることを実感しています。それも国民病であることを表すように、ビジネスマンや主婦、中・

高生など、以前にはそれほど多くなかった職業や年齢の患者さんが増えています。

なぜ、こんなにも腱鞘炎になる人が増えたのでしょうか。国民病といわれるほどですから、最近になって私たちの生活に入り込んできた必需品が関係しているはずです。

こう考えて思い浮かぶのは、**パソコンとスマートフォン（スマホ）**です。

パソコンは、ほとんどのビジネスマンが1台は持っていますし、インターネットが普及してからは一家に1台あってもおかしくありません。スマホにいたっては、一家に1台どころか1人1台、なかには2台や3台持って使い分けている人もいるほどです。

実際、総務省の「情報通信白書」（令和4年版）によると、インターネットなどに接続するための端末について、2021年の情報通信機器の世帯保有率は、「モバイル端末全体」で97・3％、その内数である「スマートフォン」は88・6％、パソコンは69・8％となっています。

このようなパソコンとスマホの普及率と歩みを合わせるように、指や手首に疲れや痛みなどの不調を抱えている人が急増し、腱鞘炎が国民病といわれるほど拡大しているのです。

私たちの生活に何か新しいものが加わり、それが欠かせないものとして普及すると、必ず新しい病気や症状が生まれるものです。

先に普及したパソコンでは、モニターを長時間見続けたり、キーボードを打ち続けたりすることで、**眼精疲労**《がんせいひろう》（疲れ目）や**ドライアイ**（乾き目）、**手根管症候群**《しゅこんかんしょうこうぐん》（手首の手根管の中を走る正中神経が圧迫されて起こる病気の総称）、**腱鞘炎**といった**「パソコン病」**が広がりました。

同様に**「スマホ病」**としては、**眼精疲労**、**ストレートネック**、**内巻き肩**、**腱鞘炎**などがあげられ、そのなかでもストレートネックは**「スマホ首」**といい換えられるほどです。

パソコン病とスマホ病の両方に存在する腱鞘炎は、もはや**「パソコン腱鞘炎」「スマホ腱鞘炎」**と呼んでも違和感がないほどです。

腱鞘炎は特定の部位の使いすぎが大きな原因

そもそも、腱鞘炎とは、どのような病気なのでしょうか。

腱鞘炎とは、腱をおおう腱鞘に起こる炎症のことで、強い痛みや腫《は》れ、熱感を伴《ともな》います。

腱は筋肉と骨をつなぐ結合組織で、筋肉の動きを関節に伝えています。一方の腱鞘はトンネルのような形をしていて、何本もある腱がバラバラにならないように、あるいは腱がスムーズに動くよう固定しています。**腱鞘の「鞘」は「さや」の意味です。**

つまり、トンネル状の腱鞘の中を腱が通っていて、体を動かすと腱鞘の中を腱が行ったり来たりするのです。

たとえば、私たちが手の指を動かすときは、指の腱鞘の中を腱が動いています。このときはもちろん、痛みを感じることはありません。しかし、指を速く動かせばそれだけ腱が腱鞘の中を激しく動き、動かす回数が多ければ腱と腱鞘がこすれ合う回数も多くなります。

こすれ合いすぎると腱や腱鞘が炎症を起こし、腱は太くなり、腱鞘は内腔《ないくう》が狭くなって動きがスムーズでなくなります。こうなると余計に腱と腱鞘が強くこすれ合うようになり、炎症が悪化して、ついには指を動かすたびに「痛い！」となります。これが腱鞘炎です。

腱鞘炎というと、一般的に手首の痛みのことと理解している人が多いようですが、これは間違いです。全身の腱鞘に炎症が起こる可能性はあるわけで、**ジョギングのしすぎで足首や足の甲に腱鞘炎が起こることもあります。**

「腱鞘炎＝手首の痛み」と勘違いされているのは、手首が日常生活で頻繁《ひんぱん》に使っている部位であるため、手首の腱鞘炎がとくに多いからでしょう。

腱鞘炎は特定の部位の使いすぎが大きな原因ですから、手首に限らず手や指をたくさん使う人に多く発症します。

腱鞘炎のメカニズム

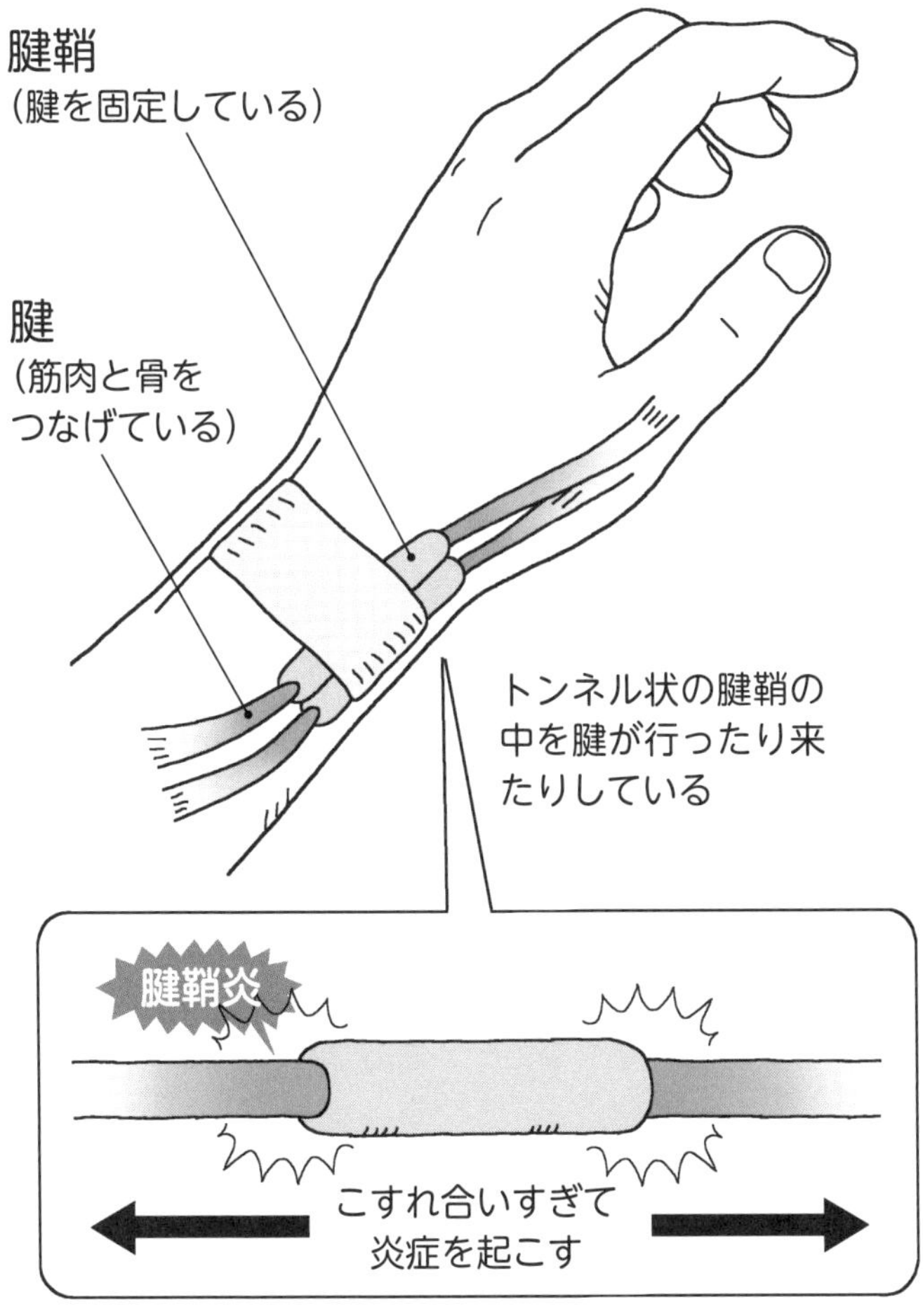
腱鞘
（腱を固定している）
腱
（筋肉と骨を
つなげている）
トンネル状の腱鞘の
中を腱が行ったり来
たりしている
腱鞘炎
こすれ合いすぎて
炎症を起こす

ピアニストは鍵盤をたたくときに指や手首を使います。同じ音楽家でもバイオリンなど弦楽器の奏者は手首やひじを酷使します。大工はカナヅチやノコギリを使い、毎日同じ動きをしています。キーをたたき続けるタイピスト、包丁を使う料理人、ハサミを使う理・美容師も腱鞘炎の多い職業です。

身近なところでは、スーパーのレジ打ちの人にも腱鞘炎が多いようです。いまはPOSが導入されたレジが大半になりましたが、会計のかごからレジを通したかごに商品を移すときの、握って手首を返す動きが腱鞘炎を誘発するのです。

また、私の経験では、**まじめな人ほど腱鞘炎になりやすい傾向にあるようです。**鉛筆やボールペンを使うときにギュッと握って高い筆圧で書く人、力を入れてパソコンのキーボードを打つ人、包丁の握りが強い人など、何をするにも一生懸命な人ほど筋肉に負担をかけているからです。

性格はなかなか変えられませんが、**時間を忘れて同じ作業に没頭したり、集中しすぎて力を入れすぎないことが、腱鞘炎にならない、あるいは腱鞘炎を治す第一歩とい**

えるでしょう。仕事でも家事でも、ときどき休憩をとって、気持ちも体もリフレッシュすることを心がけたいものです。

パソコン・スマホの使いすぎが原因の三大腱鞘炎

あなたの腱鞘炎は、どこが痛むのでしょうか。前述したように、腱鞘炎は手に起こることが多く、痛みのもとになっている炎症がある部位によって、

❶手首の腱鞘炎
❷ひじの腱鞘炎
❸指の腱鞘炎

の三つに大きく分けられます。

これらの腱鞘炎は、**「三大腱鞘炎」**といわれています。以前からピアニストや理・美容師、大工などに多い腱鞘炎もこの三大腱鞘炎です。

最近の三大腱鞘炎のなかでも非常に増えているのが、パソコンやスマホのやりすぎが原因のパソコン腱鞘炎、スマホ腱鞘炎です。

三大腱鞘炎はそれぞれ、使いすぎて負担がかかっている筋肉が違います。同じくどの部位の腱と腱鞘でこすれすぎが起こっているのかも違うため、痛みの出る部位が違います。

スマホを操作するにしても、人それぞれ操作しやすい方法、クセのようなものがあるものです。自宅で座ってスマホをいじる時間が多い人、歩きスマホが多い人、寝る前に横になってからがスマホタイムの人……。それぞれの生活スタイルで、スマホを操作するタイミングや姿勢は違います。

また、片方の手でスマホを握って親指ですべての操作をする人、反対の手で持って利き手の親指と人さし指を使う人、何げなく持ち替えて両手で操作する人など、操作

三大腱鞘炎

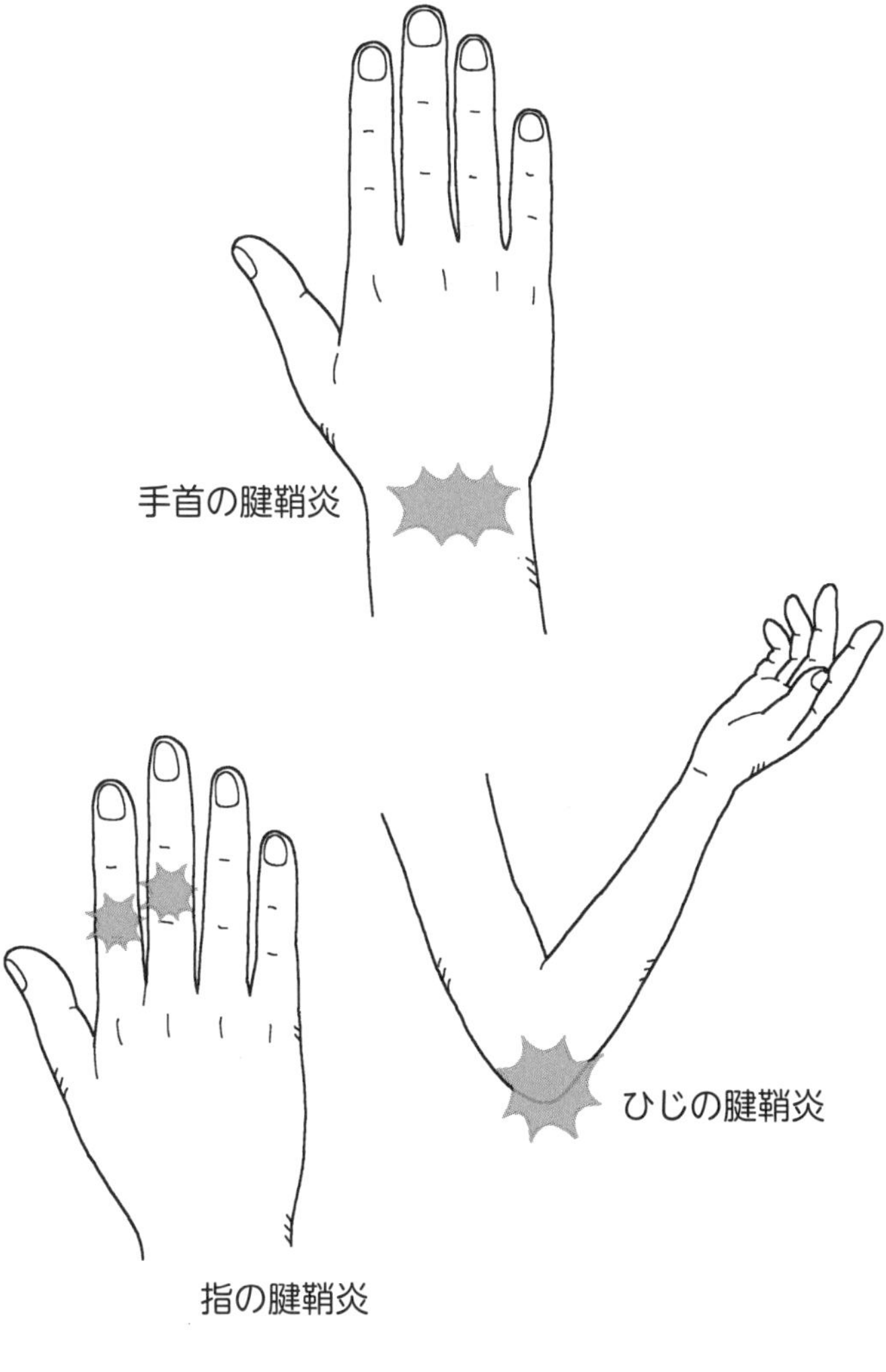

法にもクセがあります。

このようにそれぞれの人のクセによって、よく使う指や力を入れ続ける部位は違ってきます。使いすぎる部位、負担がかかる部位が違うことで、痛みの出る部位も違ってくるものなのです。

もちろん、パソコンやスマホのやりすぎではなく、ピアニストや理・美容師、大工、料理人、レジ打ちなどで、手を使って同じ動きをくり返すような仕事をしている人にも三大腱鞘炎は発症します。

次項からは、パソコン・スマホの使いすぎで起こる三大腱鞘炎について、くわしく見ていきましょう。

スマホのヘビーユーザーに多い手首の腱鞘炎

手首の腱鞘炎は、親指のつけ根あたりに腫れと痛みが生じるもので、正式には**ドケ**

ルバン病（狭窄性腱鞘炎《きょうさくせいけんしょうえん》）といいます。

最初は手首が疲れたような感覚から始まり、やがて動かすとときどき痛みが走るようになります。この状態を放置すると動かさなくても痛み、痛みが頻繁《ひんぱん》に出るようになって、日常生活に支障をきたしていきます。なかには痛みがひどくて夜も眠れない人もいるほどです。

手首の腱鞘炎の主な原因は親指の動かしすぎです。次のようなことをしている心当たりはないでしょうか。

❶パソコンのキーボードを打つときに親指を多く使い、しかも大きな音がするほど強くたたく
❷スマホを片方の手で持ち、同じ手の親指で画面を上下左右に操作する。

アメリカでは、スマホのやりすぎによる手首の腱鞘炎のことを**「スマートフォンサ**

ム」といいます。「サム」とは親指のこと。つまり、スマートフォンの操作で親指を使いすぎるために手首の腱鞘炎を発症する人が急増していることから、このように呼ばれているのです。

親指を動かす筋肉はいくつかあります。親指を伸ばすときには**短母指伸筋**《たんぼししんきん》を使います。スマホの画面を下から上へスクロールする動きや、指相撲で相手に押さえ込まれたときに指を立てて逃げるときに使う筋肉です。また、パソコンのマウスを持つときなどに、手首を手の甲側に曲げる（伸展《しんてん》）動きを補助します。短母指伸筋は、手首の外側から10センチくらいひじに寄って腕の部分から、親指のつけ根の関節の先まで伸びています。

親指を指の外側（右手の場合は左へ）に広げる（外転《がいてん》）する**長母指外転筋**《ちょうぼしがいてんきん》を使います。スマホの画面をスーッと掃くようなスワイプの動きや、指相撲で相手に押さえ込まれたときに指を外側に逃がすときに使う筋肉です。長母指外転筋は、ひじの外側から5センチくらい手首に寄った腕の部分から、**橈骨茎状突起**《とうこつけいじょうとっき》（手首の親指側にあるグ

手首の腱鞘炎の発症メカニズム

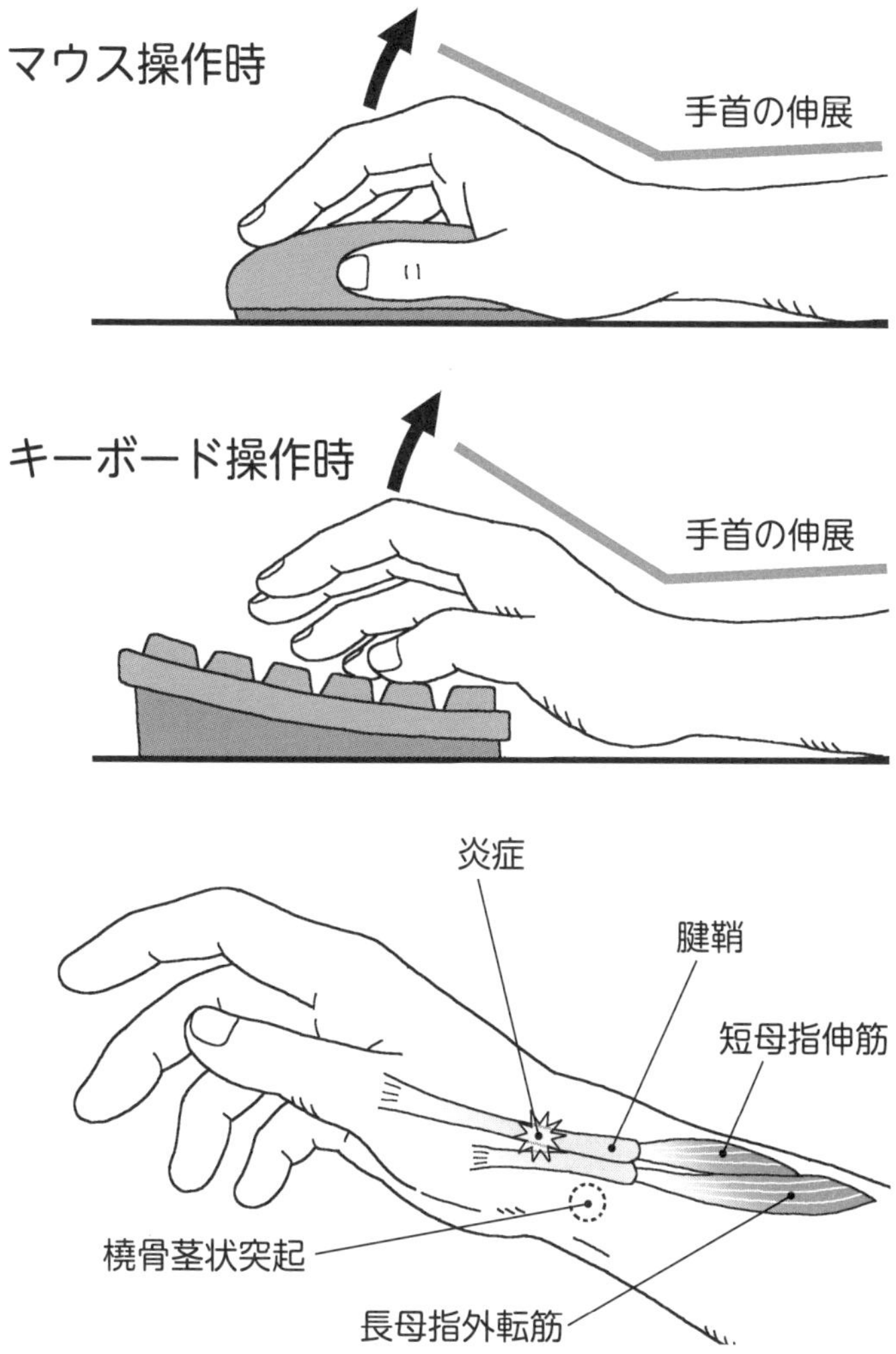

リグリした突起）の先まで延びています。

すでにお話ししたように、筋肉の先端は腱になっていて、腱は骨に付着しています。短母指伸筋も長母指外転筋も、ひじのほうから延びた筋肉は手首の手前からそれぞれ短母指伸筋腱と長母指外転筋腱になり、骨に付着しています。この二つの腱は、痛くないほうの手の指を思い切り広げると確認できます。

短母指伸筋腱と長母指外転筋腱は、手首の橈骨茎状突起の部分にある腱鞘の中をそれぞれ通っています。25ページの①や②のように親指を使いすぎた結果、腱の表面が傷んだり、腱鞘が厚くなって炎症が起こったりして痛むのが手首の腱鞘炎です。

短母指伸筋腱、長母指外転筋腱のどちらで炎症が起こっていても手首が痛みます。親指を伸ばす動きをしすぎているのか、親指を広げる動きをしすぎているのか、心当たりがあるはずです。

また、どちらも同じくらい使っているという場合は、両方の腱で腱鞘炎が起こっている可能性があります。

ビジネスマンに急増しているひじの腱鞘炎

ひじの腱鞘炎は、ひじの外側が痛むタイプとひじの内側が痛むタイプの二つに大別できます。最近になって急激に増えているのは、ひじの外側が痛むタイプの腱鞘炎です。そこで本書では、ひじの外側が痛むタイプの腱鞘炎を**「ひじの腱鞘炎」**と呼ぶことにします。

ひじの腱鞘炎は、タオルをしぼるような手の使い方や、ドライバーやドアノブを時計回りに回すような動きをすると（右手の場合）、ひじの外側から前腕（ひじと手首の間の部分）、指にかけて、広い範囲で痛みが生じます。これは医学的には**「上腕骨《じょうわんこつ》外側上顆炎《がいそくじょうかえん》」**といいます。

ひじの関節は上腕骨と前腕骨の2本の骨でできています。上腕骨の外側の上腕骨外側上顆からは、ひじの関節をまたぎ、指に向かっていくつもの筋肉が延びています。

これらの筋肉に負担がかかることで起こるために、ひじの腱鞘炎を上腕骨外側上顆炎と呼んでいるのです。

ひじの腱鞘炎にはもう一つ名前があり、**「テニスひじ」**とも呼ばれています。ひじの腱鞘炎を医療機関で診《み》てもらうと、たいてい「テニスひじ」といわれます。テニスをしている人は「ああ、そうか」と納得するでしょうが、テニスをしない人は「なんでテニスをしないのにテニスひじなの？」と疑問に思うでしょう。

上腕骨外側上顆炎もテニスひじも同じひじの腱鞘炎ですが、上腕骨外側上顆炎というと難しすぎて、「ひじ」をイメージしにくいのかもしれません。そこで、テニスがひじに負担をかけるのは誰でも想像できるので、テニスプレーヤーに多いひじの腱鞘炎という意味で、「テニスひじ」の呼称を使っているのでしょう。

ひじから延びているいくつもの筋肉のうち、どの筋肉に負担がかかって腱鞘炎が起こるのかは人それぞれの手の使い方で違います。たとえば、人さし指に延びている**「長橈側手根伸筋《ちょうとうそくしゅこんしんきん》」**に負担がかかっているケースもあれば、中指に延びている**「短橈**

ひじの腱鞘炎で負担のかかる主な筋肉

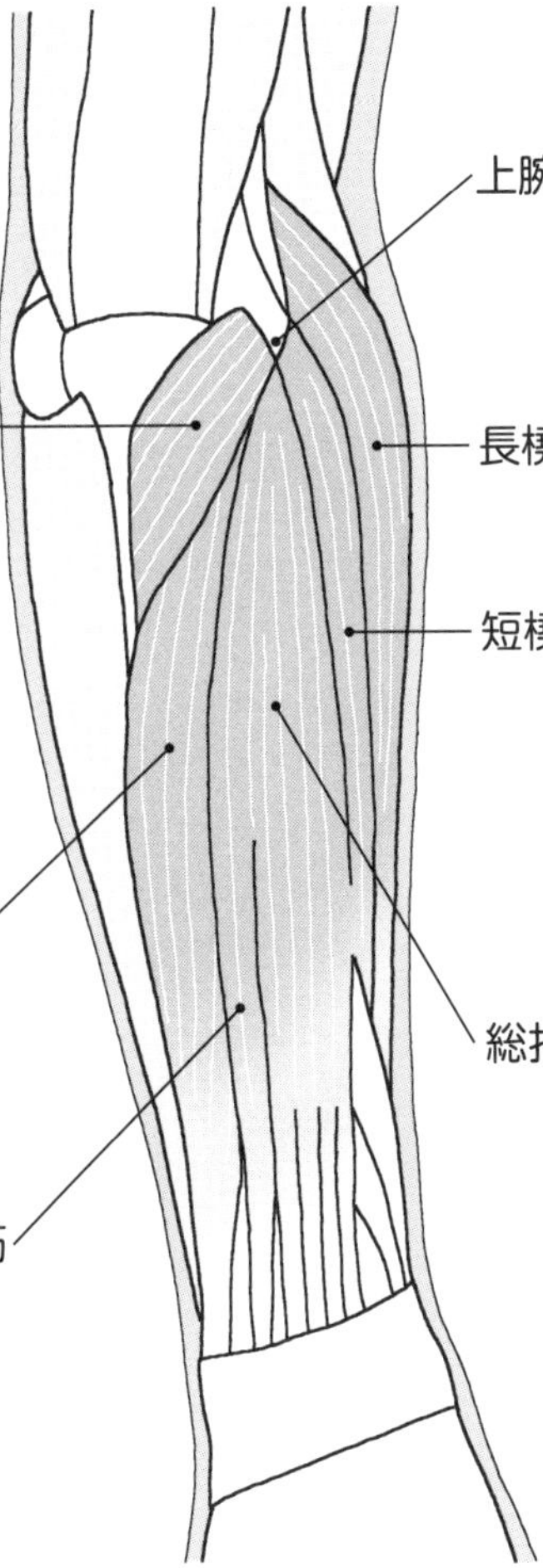

（右腕）

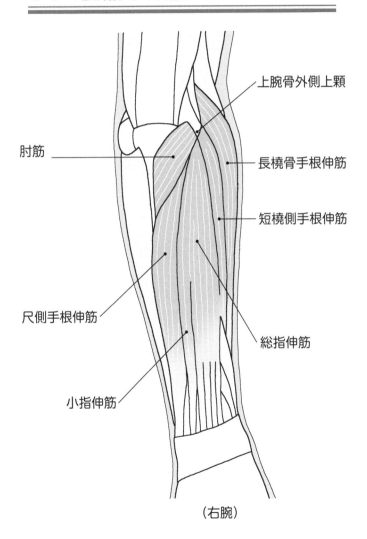

側手根伸筋」に負担がかかる使い方をしている人もいます。

ひじの腱鞘炎の原因となる筋肉は七つあるといわれています。どの筋肉に負担がかかっているのかを見分けるテスト法がありますが、それは第2章で説明します。

ひじの腱鞘炎の原因は、ひじの使いすぎだけではありません。実は、手首の使いすぎとも関係しています。前述したように、ひじからは指に向かっていくつもの筋肉が延びていて、先端の腱を通して指を動かしています。そのとき、手首が上を向いた角度（伸展）が腱や筋肉に負担をかけるのです。

ひじの腱鞘炎は、最近とくにビジネスマンに多く見られます。パソコンのキーボードを打つときに手首を上に曲げて打ったり、マウスを操作するときに手首が曲がった状態を続けていたりすると、ひじから延びている筋肉や腱に大きな負担がかかります。

また、最近のビジネスマンの手提げカバンには、書類のほかにノートパソコンが入っていることが少なくありません。書類だけでも相当重いはずですが、そこにノートパソコンが加わり、さらにパソコンの2台持ちやタブレットを入れると、その重さは10

キロ近くなるはずです。毎日、この重いカバンの上げ下ろしを何度もくり返すうちにひじの腱鞘炎を発症します。とくに、**カバンの持ち手を強くつかんで手首を上げる動きは腱鞘炎に直結します。**

別名「テニスひじ」と呼ばれるひじの腱鞘炎ですが、テニスプレーヤーやスポーツ選手だけでなく、ビジネスマンやＯＬ、インターネットをよく見る主婦など、パソコンを長時間使う人は誰でも発症する可能性があります。

バネ指を引き起こす指の腱鞘炎

パソコンのキーボードやスマホの画面操作で指を使いすぎると、指の腱鞘炎を発症します。

指の手のひら側には、指を曲げる屈筋腱《くっきんけん》が通っています。指を曲げるときに腱が引っぱられますが、そのとき、指から腱が浮かないように腱鞘が押さえています。パソコンやスマホで指を使いすぎると、腱と腱鞘がこすれすぎて炎症が起こり、指の腱鞘炎になります。

腱鞘炎で腱鞘が分厚くなると、腱が腱鞘の中をスムーズに通らなくなり、指を曲げ伸ばしするときに引っかかりを感じるようになります。

症状が進むと、曲げた指を真っすぐに戻しにくくなります。曲げた指を伸ばそうとしても、腱が腱鞘の中を通りにくくなっているので、なかなか伸ばせません。それでも伸ばそうとするとし続けると、どうにか腱が腱鞘を通過します。通過したあとの動きは正常に戻るので、このときに急に指が一気にピンと伸びてバネが弾けたようになります。これを**「バネ指」**といい、指の腱鞘炎の特徴的な症状です。

さらに症状が進むと、指のつけ根の腫れがひどくなり、**「腫瘤《しゅりゅう》」**という米粒のようなコリコリができます。こうなると指の曲げ伸ばしを自力でできなくなり、曲げた指を伸ばすのにもう一方の手を使わなければなりません。

私の治療院にも、指が曲がったまま動かないといってかけ込んでくるケースが少な

指の腱鞘炎の発症メカニズム

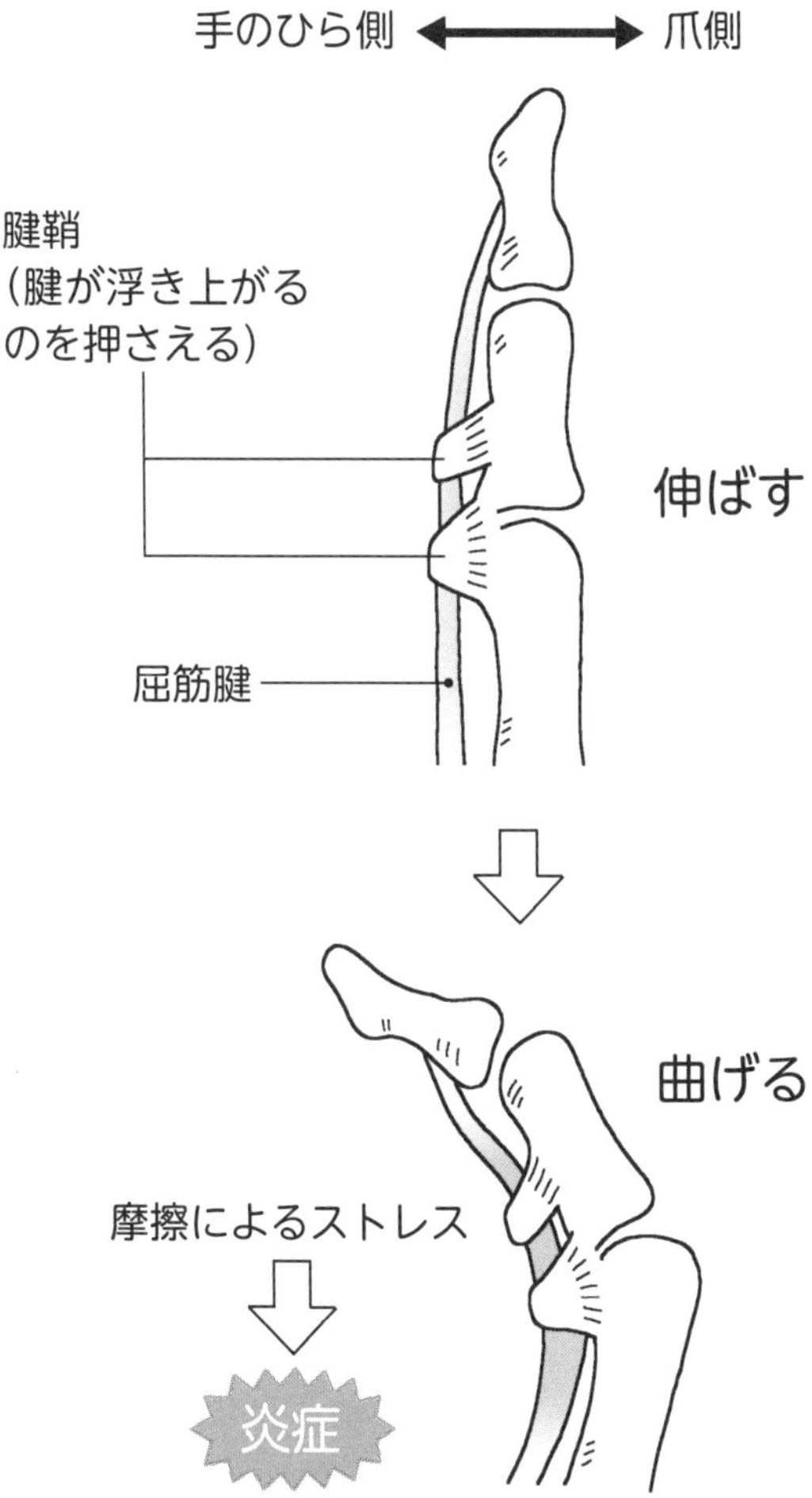

くありません。自分のもう一方の手で伸ばそうにも、痛みと恐怖感があってなかなかできず、指が曲がったまま来院されるのです。そのときは、多少痛みがあっても指を伸ばしてあげています。

動かしにくかったり、痛みがあったりするからといって指を動かさないでいると、**拘縮**（関節の可動域《かどういき》の制限）を引き起こすことにもなりかねません。

指の腱鞘炎の痛みや腫れは指のつけ根に出るので、指のつけ根の関節の使いすぎが原因と思いがちです。しかし、実は、負担がかかっているのはその一つ指先側にある第二関節です。第二関節を使いすぎることで、指のつけ根にある腱と腱鞘の間で炎症が起こり、痛みや腫れが出てくるのです。

指の腱鞘炎はすべての指で起こる可能性がありますが、とくに発症しやすいのは親指、中指、薬指です。また、よく使う利き手に多く、ホルモンの関係で女性に発症することが多いとされています。

腱鞘炎は女性ホルモンのバランスも関係している

パソコンやスマホの普及とともに、ビジネスマンなど男性に増えてきた腱鞘炎ですが、以前は女性が発症しやすい症状でした。とくに発症率が高いのは、女性ホルモンのバランスが変化する出産後や閉経《へいけい》後の女性です。

女性ホルモンの一つに**「プロゲステロン（黄体ホルモン）」**があります。プロゲステロンは排卵《はいらん》直後から次の生理が始まる前までに多く分泌《ぶんぴつ》され、子宮内膜《しきゅうないまく》を厚くしたり体温を上げたりして妊娠を助けます。

ところが、それと同時に、プロゲステロンには、産後、出産で広がった骨盤《こつばん》やゆるんだ子宮を元の状態に戻すために腱鞘を収縮《しゅうしゅく》させる働きがあるのです。

トンネルである腱鞘が狭くなると、腱との摩擦が強くなり、そのため出産後の女性は腱鞘炎になりやすくなります。このトンネルが狭い状態は、出産後数ヵ月続くこと

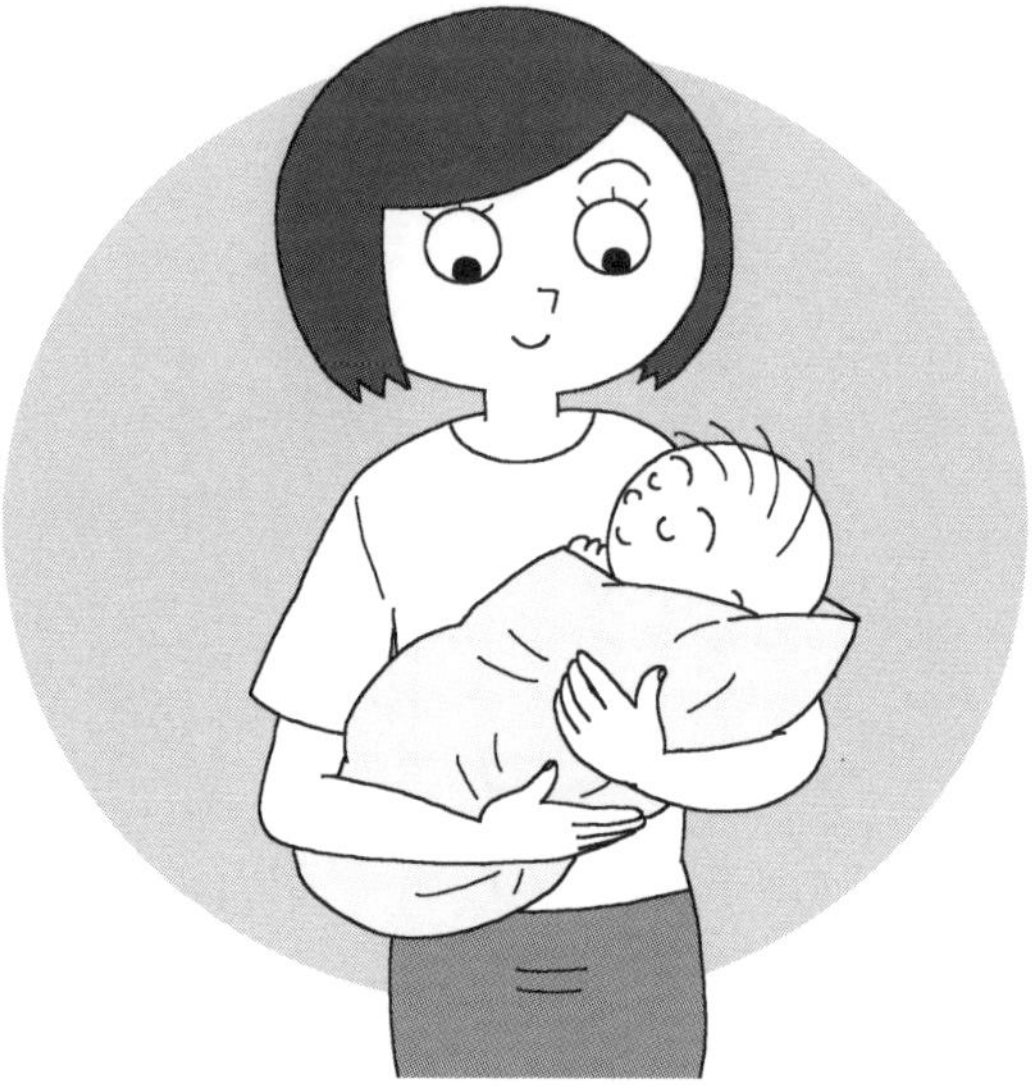

産後はホルモンの分泌に加え抱っこによっても腱鞘炎になりやすい

もあります。

　プロゲステロンのこの働きによって、ただでさえ腱鞘炎になりやすいうえに、抱っこやオムツ替えなど赤ちゃんの世話で手を使いすぎると、腱鞘炎を誘発するリスクがより高まります。

　また、更年期《こうねんき》を迎えた女性は、もう一つの女性ホルモン**「エストロゲン（卵胞《らんぽう》ホルモン）」**が急激に減少します。

　エストロゲンも妊娠を助けますが、それ以外にも女性らしい丸みを帯びた体をつくったり、肌を美しく保ったりする**「美肌ホルモン」**の働きがあります。

さらにエストロゲンは、腱や腱鞘の柔軟性を保つ働きもあります。

そのため、更年期でエストロゲンが減少すると、腱や腱鞘の柔軟性が低下してスムーズさが失われるため、こすれ合ったときに腱鞘炎が起こりやすくなるのです。

このような女性ホルモンの変化で腱鞘炎になりやすい時期の女性は、赤ちゃんの世話や家事を工夫することが大事です。パートナーの協力はもちろん、パソコンやスマホで必要以上に手を使わないように心がけましょう。

腱鞘炎が長引く三つの理由

腱鞘炎で悩んでいる人のなかには、何ヵ月も、あるいは1年以上、医療機関で腱鞘炎の治療を受けているにもかかわらず、痛みが取れなかったり、いったんは痛みが楽になっても再発をくり返したりしている人もいるでしょう。

実際、私の治療院には「激痛で仕事や家事ができない」「痛みで夜も眠れない」「痛むようになって半年以上たつ」など、がまんできない痛みでかけ込んでくる患者さんも少なくありません。

そんな人たちの話を聞いて驚くのは、きちんと医療機関へ行って治療をしてもらっていることが多いことです。湿布《しっぷ》をしたり、バンドやサポーターを処方されたりするのはもちろん、ステロイド（副腎《ふくじん》皮質《ひしつ》ホルモン）注射をしてもらっているにもかかわらず、症状が改善しないどころか、時間とともに悪化したというのです。

なぜ医療機関で診てもらっても腱鞘炎が治らないのでしょう。私はその大きな理由として、

①治療してもらっている部位以外に「隠れ腱鞘炎」がある
②バンドやサポーターの使い方、セルフケアの方法が間違っている
③日常の生活で悪化させている

の三つがあると考えています。

あなたがもし、長引く腱鞘炎や再発をくり返す腱鞘炎に悩まされている場合、これらのどれか、あるいは二つ以上の理由によるものかもしれません。

①隠れ腱鞘炎がある場合

「手首の腱鞘炎」「ひじの腱鞘炎」「指の腱鞘炎」の三大腱鞘炎は、それぞれ単独で発症することも少なくありませんが、長引く腱鞘炎の場合、二つ以上が合併しているケースも考えられます。

また、ひじの腱鞘炎の場合、腱鞘炎を引き起こす可能性のある筋肉がいくつもあります。たとえば、手首が痛くて病院へ行き、手首の腱鞘炎の治療を続けてもなかなかよくならないのは、ひじの腱鞘炎を併発しているのかもしれません。この場合、いくら手首の治療をしても、ひじの腱鞘炎はノータッチですから、よくなるわけはありません。

ひじの腱鞘炎で、何度も注射をしてもらってもなかなかよくならないときは、注射を打つ部位（筋肉）が違うことが考えられます。これは診断を下すテスト法が、一つの筋肉だけをターゲットにしているからともいえます。少し視点を変えてテストをすれば、傷んでいる筋肉がわかるのですが、なかなか行われていないのが現状です。

②セルフケアの方法が間違っている場合

セルフケアで多くの人が大きな間違いをしているのは、**「エルボーバンド」**の巻き方です。エルボーバンドは、病院でも接骨院でもひじの腱鞘炎の患者さんには必ずといってよいほど処方される、ひじの固定用のバンドです。

私は、ひじの腱鞘炎が長引いているという患者さんには、必ず「エルボーバンドは使っていますか」とたずねます。

私の問いに対し、ほとんどの人は「使っています。今日も持ってきました」と答えます。そこで「では、いまここでエルボーバンドを着けてみてください」とお願いすると、慣れた手つきで装着してくれます。

ところが、**ほとんどの人はエルボーバンドの着け方を間違えています。**たいていはひじを伸ばした状態で装着しているのです。

ここでちょっと実験です。ひじの手首寄りすぐの、筋肉がいちばん太いところを軽くつかんでください。つかんだ状態でひじを曲げたり伸ばしたりして、太さがどう変わるかを確かめてみましょう。

ひじが伸びていると筋肉が太くなり、ひじが曲がっていると筋肉が細くなるはずです。

つまり、筋肉が太くなるひじを伸ばした状態でエルボーバンドを装着すると、ひじを曲げたときに筋肉が細くなり、エルボーバンドがゆるくなるのです。これではエルボーバンドをする意味がありません。

エルボーバンドは、ひじを曲げた状態で装着しましょう。

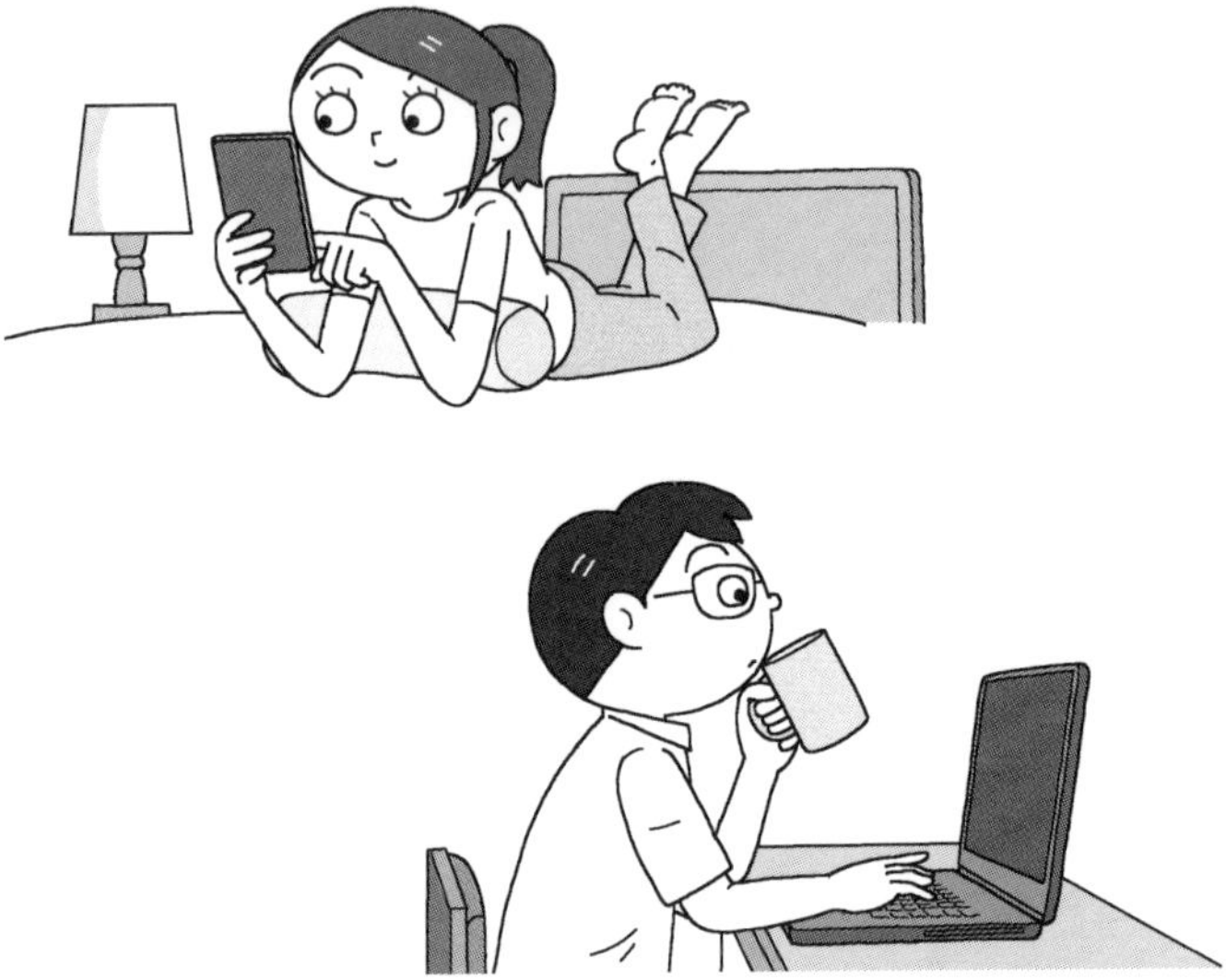

パソコンやスマホの操作は必要最小限にとどめたい

③日常生活で悪化させている場合

腱鞘炎のメカニズムは次章でくわしく説明しますが、腱鞘炎の最も大きな原因は**「使いすぎ」**です。必要に迫られて手や指を使っているうちに腱鞘炎になるのですから、やむを得ない面もあります。

しかし、必要のないときは、できるだけ手や指を休ませることが、腱鞘炎を治す近道です。スマホのゲームはやらなくても生活できるはずですし、インターネットも時短できるでしょう。

ムダにパソコンやスマホを使うことは、手や指に毎日ケガをさせているようなものです。

腱鞘炎にストレッチは禁物

腱鞘炎の治療では、セルフケアの方法の一つとしてストレッチをすすめられることがよくあります。同時にエルボーバンドなどの固定器具を処方されます。

ストレッチと聞くと「筋肉によさそうだ」と思いがちです。確かに、スポーツなどで一時的に激しく筋肉を疲労から早く回復させたり、柔軟性を保ってケガを予防したりするためにストレッチは有効です。

しかし、**腱鞘炎はすでにケガをしている状態です。**それも日常的に使いすぎたことで腱と腱鞘で炎症が起こっているのですから、そこでさらにストレッチで筋肉や腱を引っぱるのは、かえって症状を悪化させる危険性があります。

しかも、ストレッチとバンドの組み合わせは、筋肉を伸ばしたあとに固定するという矛盾を含んでいます。固定するのなら、伸ばすという運動を筋肉に与えずに、最初から固定すべきですし、伸びてリラックスした筋肉をなぜわざわざ固定して窮屈な状態にするのでしょう。筋肉や腱から「伸ばすの？　固定するの？　どっちかにしてほしい」という声が聞こえてきそうです。

筋肉が動いて、骨と筋肉をつないでいる腱も動いて、腱鞘とこすれ合わないためには、固定は必要です。ただし、その前にストレッチで筋肉や腱を引っぱるのはよくありません。

私はこのことを、**コンセントとコードの関係**で説明しています。**腱鞘炎は左の図のように、プラグ付きのコードをコンセントに差し込んで引っぱっている状態です。**プラグとコンセントの接点で腱鞘炎が起こっていて、コードは使いすぎて収縮し、緊張している筋肉を表しています。

腱鞘炎とストレッチとバンドとの関係

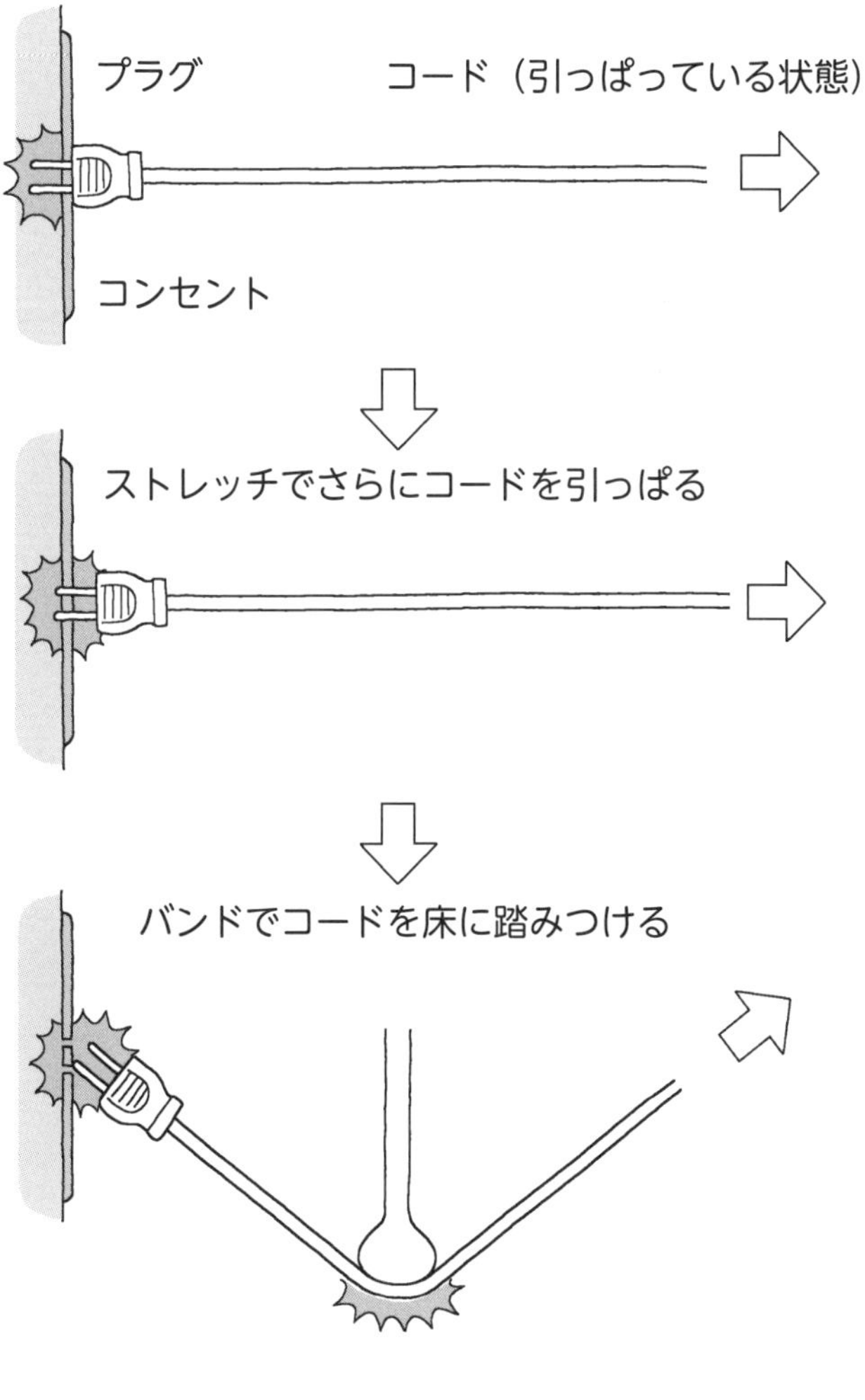

ストレッチは、この状態からさらにコードを引っぱるのと同じことです。もともとコードが突っぱっていてコンセント部分でビリビリと痛みを感じているのに、これ以上引っぱられたら、パチンと火花が飛んだような激痛に見舞われるのは容易に想像できます。

さらに、バンドで固定することは、引っぱったコードを足で床に踏みつけるようなもの。痛みという火花が飛び続け、よくなるどころかショートして真っ黒こげになる危険もあります。

では、どうすればよいのでしょう。次章で有効なセルフケア法を具体的に紹介しましょう。

第2章

腱鞘炎を1分で治す奇跡のメソッド

腱鞘炎のタイプをチェックしよう

第1章では、国民病といわれるようになった腱鞘炎とはどのような病気なのか、そして、腱鞘炎がなかなかよくならないのはなぜなのかについてお話ししました。

本章では、長引く腱鞘炎の症状を改善するためのセルフケアの方法を、具体的に紹介します。

その前に、あなたの腱鞘炎はどんなタイプなのかをチェックしましょう。

第1章で述べたように、**手の使いすぎによる腱鞘炎には、手首の腱鞘炎、ひじの腱鞘炎、指の腱鞘炎の三大腱鞘炎があります。**さらに、手首の腱鞘炎かと思っていたらひじの腱鞘炎も隠れていたなど、合併型の腱鞘炎もあります。

本章で紹介するセルフケアを行うときはもちろん、第3章で紹介する日常生活で腱鞘炎を予防し悪化させない生活術をとり入れるときにも、自分がどのタイプの腱鞘炎で、どの部位のどの筋肉に負担がかかっているのかを知っておく必要があります。
また、自分の腱鞘炎のタイプを知っていると、病院や接骨院などを受診するときも、自分が感じている痛みや違和感のより具体的な説明ができ、正確な診断と的確な治療に役立ちます。

52〜53ページの図は、腱鞘炎のチェック法の流れをわかりやすくしたものです。どこに痛みを感じているのかからスタートし、テストを行って痛むか傷まないかをチェックして進んでいくと、腱鞘炎の原因になっている筋肉を見極められます。そして、最終的にどのタイプの腱鞘炎なのかを特定します。

テストは痛みの有無をチェックするものです。腱鞘炎で痛いのに、さらにテストで痛い思いをするのは気が進まないかもしれませんが、腱鞘炎を一刻も早く改善するためですから、ぜひ行ってください。

このような図にすると、三大腱鞘炎といっても「手首」「ひじ」「指」の三つだけに分けられるものではなく、手首だけなのか、手首とひじの合併型なのか、ひじのどの

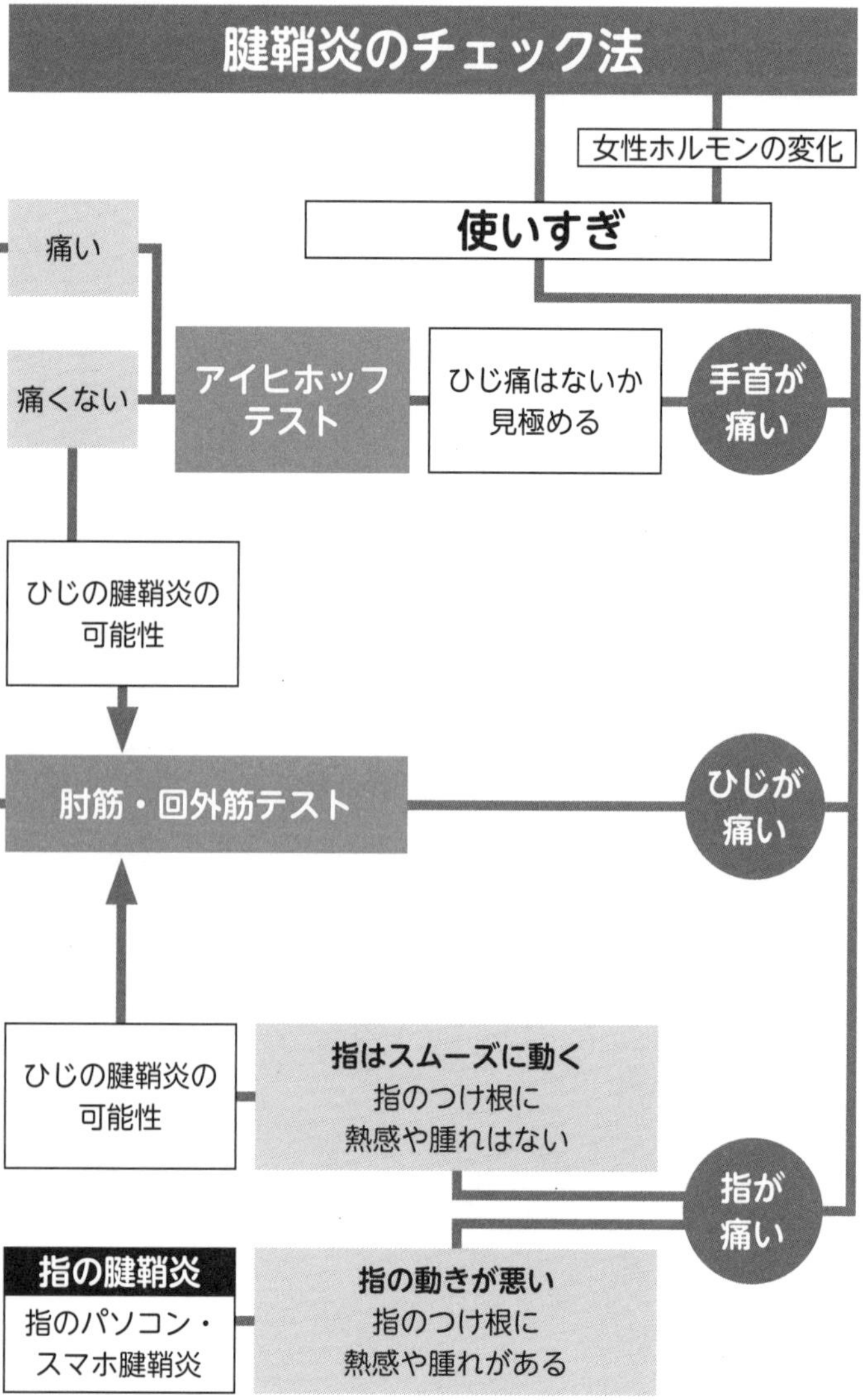
腱鞘炎のチェック法
女性ホルモンの変化
使いすぎ
痛い
痛くない
アイヒホッフテスト
ひじ痛はないか見極める
手首が痛い
ひじの腱鞘炎の可能性
肘筋・回外筋テスト
ひじが痛い
ひじの腱鞘炎の可能性
指はスムーズに動く
指のつけ根に熱感や腫れはない
指が痛い
指の腱鞘炎
指のパソコン・スマホ腱鞘炎
指の動きが悪い
指のつけ根に熱感や腫れがある

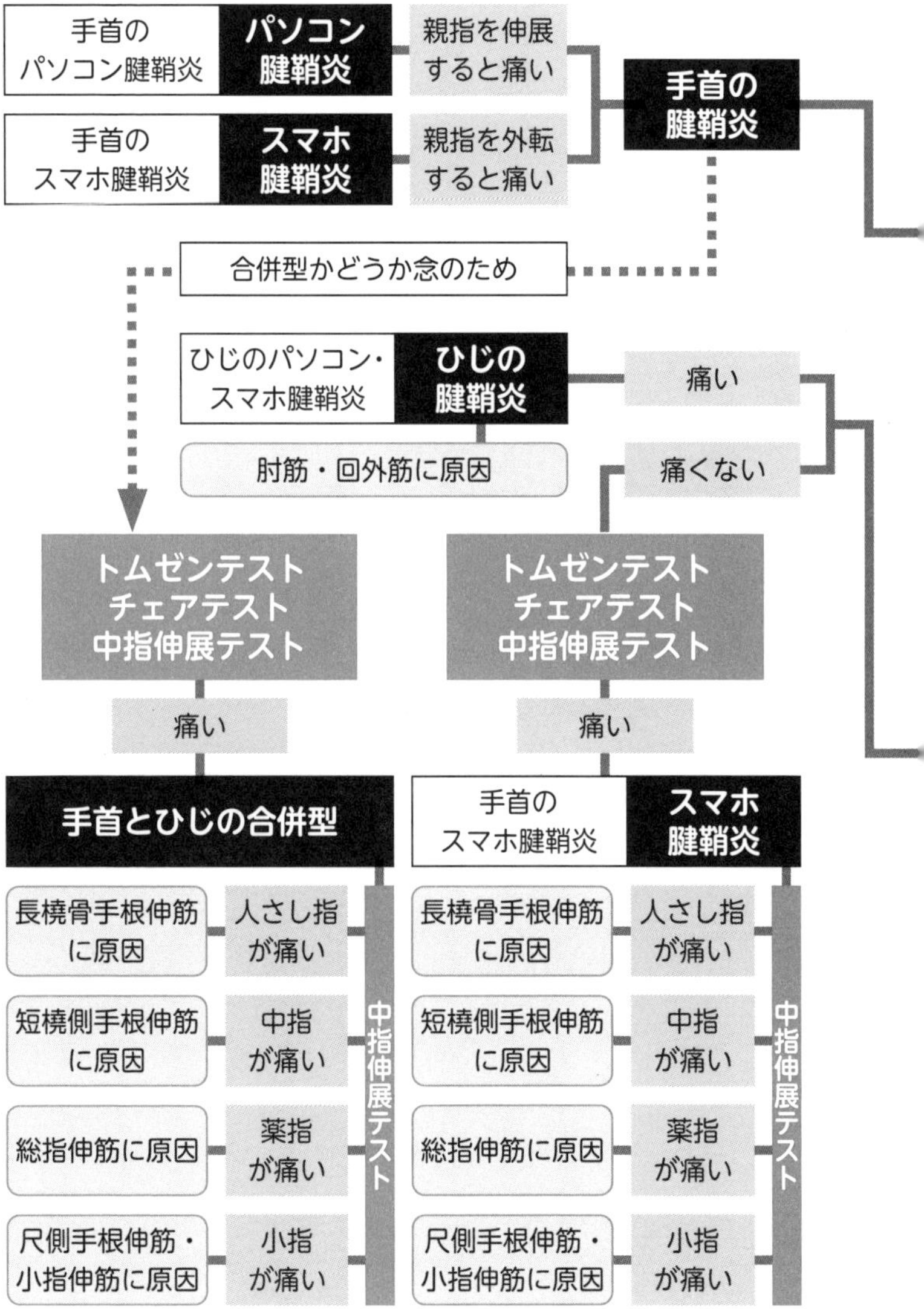
手首の
パソコン腱鞘炎
パソコン
腱鞘炎
親指を伸展
すると痛い
手首の
スマホ腱鞘炎
スマホ
腱鞘炎
親指を外転
すると痛い
手首の
腱鞘炎
合併型かどうか念のため
ひじのパソコン・
スマホ腱鞘炎
ひじの
腱鞘炎
肘筋・回外筋に原因
痛い
痛くない
トムゼンテスト
チェアテスト
中指伸展テスト
痛い
手首とひじの合併型
長橈骨手根伸筋
に原因
人さし指
が痛い
短橈側手根伸筋
に原因
中指
が痛い
総指伸筋に原因
薬指
が痛い
尺側手根伸筋・
小指伸筋に原因
小指
が痛い
中指伸展テスト
トムゼンテスト
チェアテスト
中指伸展テスト
痛い
手首の
スマホ腱鞘炎
スマホ
腱鞘炎
長橈骨手根伸筋
に原因
人さし指
が痛い
短橈側手根伸筋
に原因
中指
が痛い
総指伸筋に原因
薬指
が痛い
尺側手根伸筋・
小指伸筋に原因
小指
が痛い
中指伸展テスト

筋肉が原因なのかを細かく分けて対処する必要があることを理解していただけるでしょう。

そして、自分の腱鞘炎のタイプがわかったら、76ページからのそれぞれのセルフケア法を行ってください。

なお、ひじの腱鞘炎（別名「テニスひじ」）、指の腱鞘炎に該当した人で、パソコンやスマートフォン（スマホ）を長時間使う人は「ひじのパソコン・スマホ腱鞘炎」「指のパソコン・スマホ腱鞘炎」の可能性が高いといえます。

それでは、さっそく腱鞘炎のチェックを始めましょう。

腱鞘炎の症状①「手首が痛む」

手首が痛む場合は、手首の腱鞘炎が単体で起こっている場合と、ひじの腱鞘炎が隠れているケースが考えられます。そこで、ひじの腱鞘炎の有無を調べ、手首単体なのか合併型なのかを判断する必要があります。

ひじの腱鞘炎の有無を見極めるには**「アイヒホッフテスト」**を行います。

【アイヒホッフテストのやり方】

❶手の親指を手のひら側に曲げる
❷親指を隠すように手を握る
❸ひじを伸ばした状態で手首を小指側に曲げる

【テストの結果】

A：手首の親指側に強い痛みが出る→手首の腱鞘炎がある

アイヒホッフテストで手首の親指側に痛みが出る場合は、手首の腱鞘炎があります。

A－1：親指を伸展（真っすぐ上に向かって伸ばす＝野球のアウトのサイン）すると痛む→短母指伸筋《たんぼししんきん》の腱鞘炎（パソコン腱鞘炎）→76ページのセルフケアを行いま

アイヒホッフテストのやり方

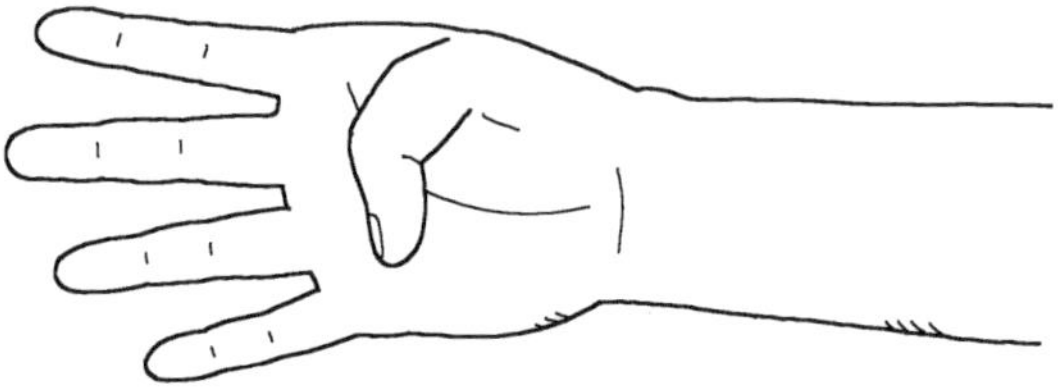

❶手の親指を手のひら側に曲げる

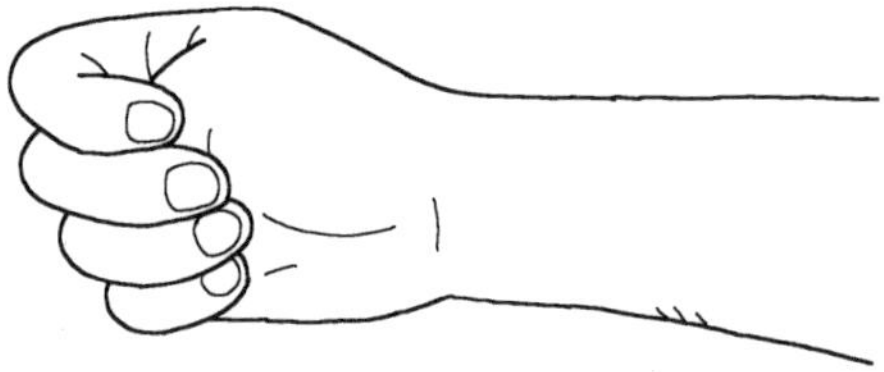

❷親指を隠すように手を握る

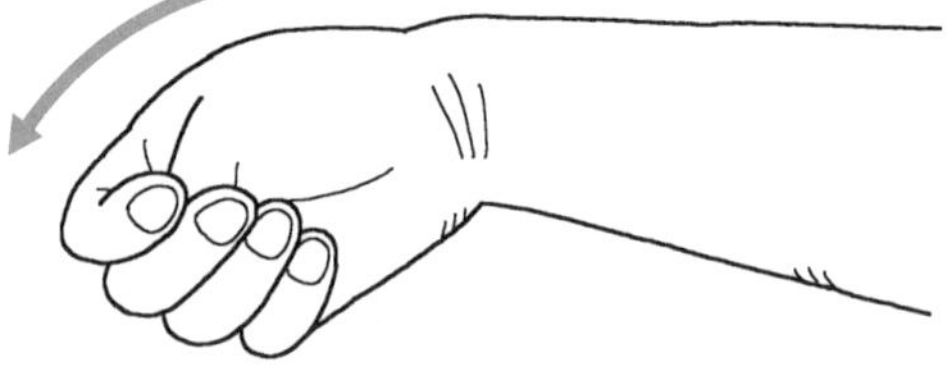

❸ひじを伸ばした状態で手首を小指側に曲げる

テストの結果に応じた対策

A：手首の親指側に強い痛みが出る→手首の腱鞘炎がある

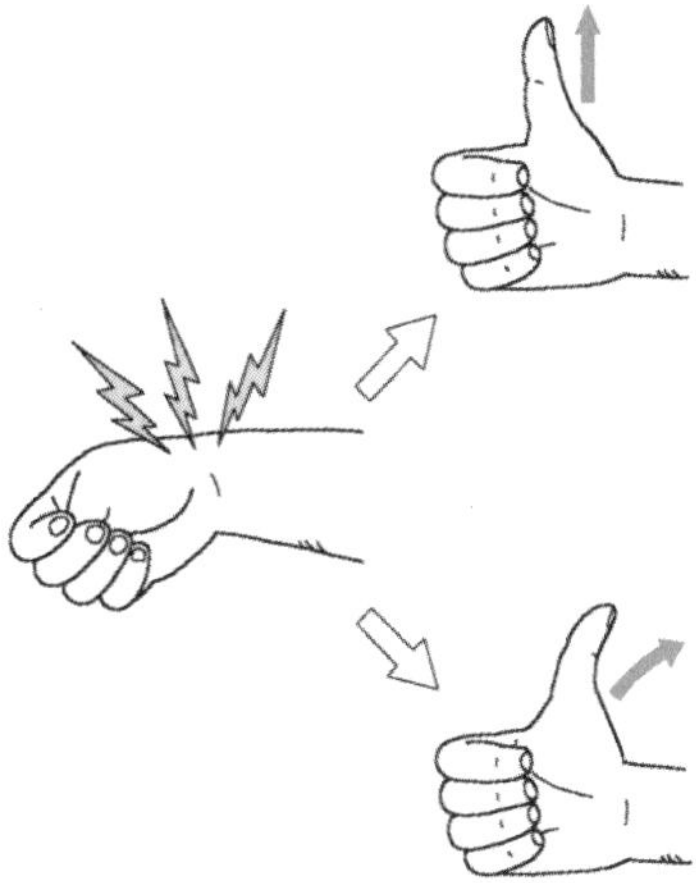

A-1：親指を伸展（真っすぐ上に向かって伸ばす＝野球のアウトのサイン）すると痛む→短母指伸筋の腱鞘炎（パソコン腱鞘炎）→76ページのセルフケアを行う。

A-2：親指を外転（外側に広げる動き）すると痛む→長母趾外転筋の腱鞘炎→80ページのセルフケアを行う。

A-3：ひじの腱鞘炎が隠れていないか、念のために61ページのひじの腱鞘炎の有無をチェックするテストを行う。テストを行って、ひじに痛みが出ない場合は、手首だけの腱鞘炎と判断できる。

B：手首の親指側に強い痛みが出ない→ひじの腱鞘炎がある

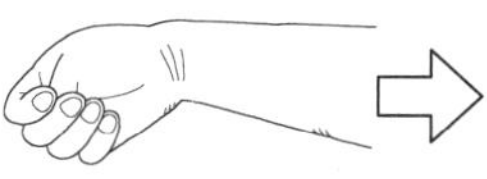

ひじのどの筋肉に腱鞘炎が起こっているのかを見極めるため、59ページの肘筋・回外筋テストを行う。

しょう。

A－2：親指を外転《がいてん》（外側に広げる動き）すると痛む↓長母指外転筋《ちょうぼしがいてんきん》の腱鞘炎（スマホ腱鞘炎）↓80ページのセルフケアを行いましょう。

A－3：ひじの腱鞘炎が隠れていないか、念のために61ページのひじの腱鞘炎の有無をチェックするテストを行いましょう。テストを行って、ひじに痛みが出ない場合は、手首だけの腱鞘炎と判断できます。

B：手首の親指側に強い痛みが出ない↓ひじの腱鞘炎があるアイヒホッフテストで手首の親指側に痛みが出ない場合は、手首が痛いと感じていても、ひじの腱鞘炎の可能性があります。ひじのどの筋肉に腱鞘炎が起こっているのかを見極めるため、左ページの肘筋《ちゅうきん》・回外筋《かいがいきん》テストを行いましょう。

腱鞘炎の症状②「ひじが痛む」

ひじが痛む場合、ひじだけに付着している筋肉の腱鞘炎なのか、ひじから前腕《ぜんわん》（ひじと手首の間の部分）をへて指に付着している筋肉の腱鞘炎なのかを、**「肘筋・回外筋テスト」**で最初に見極めます。

【肘筋・回外筋テストのやり方】

❶痛むほうのひじを曲げ、反対の手を前腕に当ててひじを曲げる方向に力を入れる

❷曲げようとする力に対抗して、ひじを伸ばす力を入れる

【テスト結果】

A：ひじに強い痛みが出る→ひじだけに付着している肘筋・回外筋の腱鞘炎がある

肘筋・回外筋テストのやり方と結果に応じた対策

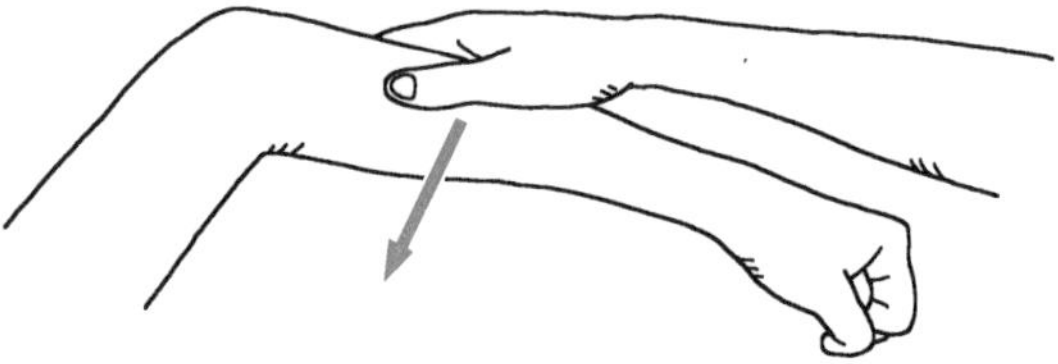

❶痛むほうのひじを曲げ、反対の手を前腕に当ててひじを曲げる方向に力を入れる

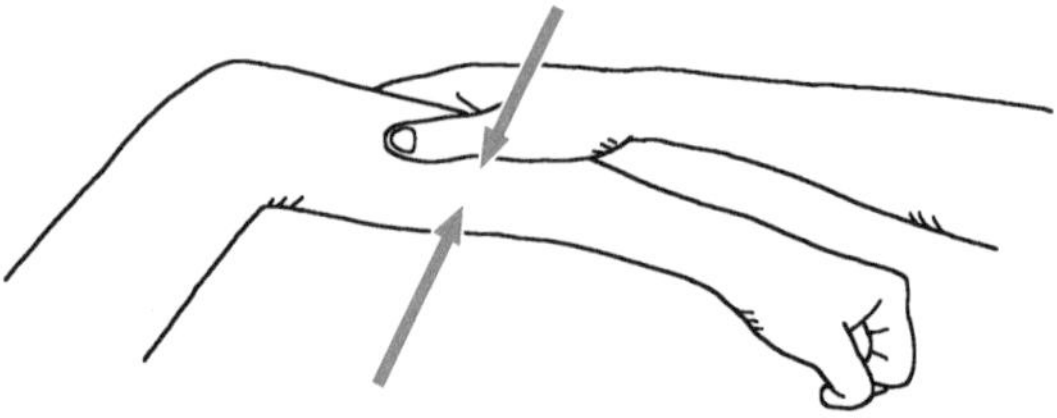

❷曲げようとする力に対抗して、ひじを伸ばす力を入れる

A：ひじに強い痛みが出る→ひじだけに付着している肘筋・回外筋の腱鞘炎の可能性がある→ 84 ページのセルフケアを行う。

B：ひじに強い痛みが出ない→肘筋・回外筋の腱鞘炎はない→ひじから指に付着している筋肉の腱鞘炎の可能性があるので、続けて 62 ～ 63 ページの三つのテストを行う。

↓84ページのセルフケアを行いましょう。

B：ひじに強い痛みが出ない↓肘筋・回外筋の腱鞘炎はない↓ひじから指に付着している筋肉の腱鞘炎の可能性があるので、続けて62〜63ページの三つのテストを行います。

ひじの腱鞘炎の有無をチェックするテスト

肘筋・回外筋テストでは強い痛みが出なくても、ひじが痛むひじが痛む症状がある場合、**「トムゼンテスト」「チェアテスト」「中指伸展《ちゅうし》テスト」**を行い、いずれかで痛みが出た場合、ひじの腱鞘炎と判断します。

また、**アイヒホッフテスト**（55ページを参照）で痛みがあり、手首の腱鞘炎とわかった人も、ひじの腱鞘炎が隠れていないか見極めるため、念のためにひじの腱鞘炎のテストを行いましょう。同じく三つのテストのいずれかで痛みが出た場合、手首の腱鞘炎とひじの腱鞘炎を併発している**合併型**になります。

【トムゼンテストのやり方】

❶痛むほうの手で握りこぶしをつくり、ひじを真っすぐ伸ばす

❷反対の手で握りこぶしを押し下げるように力を入れる。あるいはパートナーに押してもらってもよい

❸手首だけを使い、押し下げる力に対抗して握りこぶしを押し上げる力を入れる

【テストの結果】

ひじや前腕に強い痛みが出る→ひじの腱鞘炎がある

【チェアテストのやり方】

❶痛むほうの手でパイプイスの背もたれ部分をつかむ。丸イスの場合は、自分から遠い側の座面に手を置き、イスの縁を人さし指から小指までの4本の指でつかむ

❷ひじを伸ばしたまま、手首を上に返すようにイスを持ち上げる

【テストの結果】
ひじや前腕に強い痛みが出る→ひじの腱鞘炎がある

【中指伸展テストのやり方】
❶痛むほうのひじを伸ばし、反対の手で中指を押し下げるよう力を入れる。あるいはパートナーに押してもらってもよい
❷ひじや手首を使わず、中指の力だけで押し下げる力に対抗して中指を押し上げる力を入れる

【テストの結果】
ひじや前腕に強い痛みが出る→ひじの腱鞘炎がある

ひじの腱鞘炎の有無をチェックする三つのテスト

トムゼンテスト

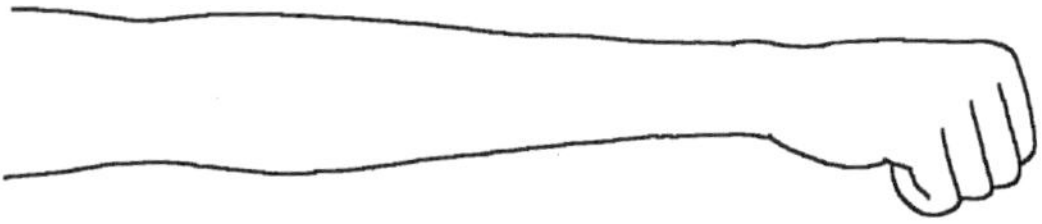

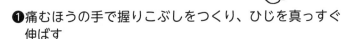

❶痛むほうの手で握りこぶしをつくり、ひじを真っすぐ伸ばす

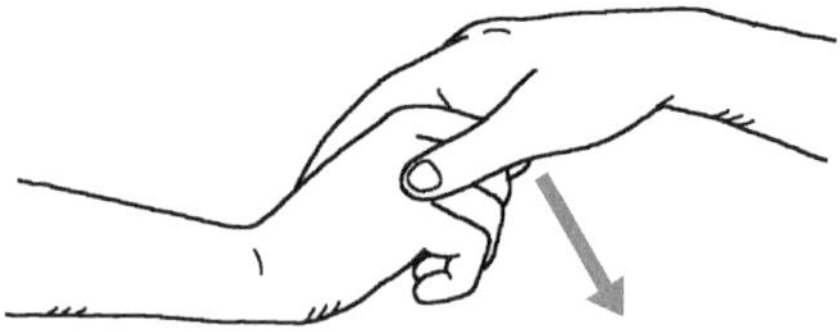

❷反対の手で握りこぶしを押し下げるよう力を入れる。あるいはパートナーに押してもらってもよい

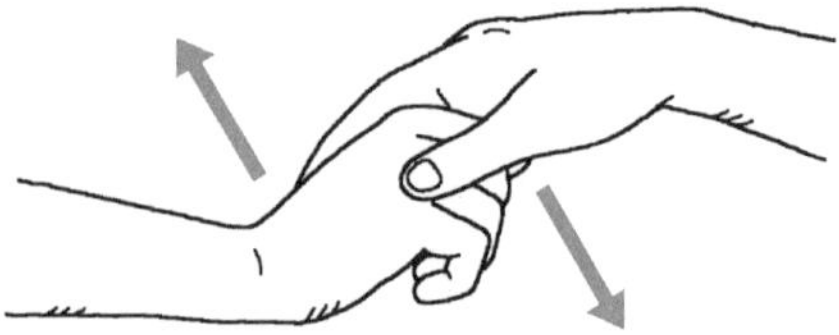

❸手首だけを使い、押し下げる力に対抗して握りこぶしを押し上げる力を入れる

⇩

ひじや前腕に強い痛みが出る→ひじの腱鞘炎がる

チェアテスト

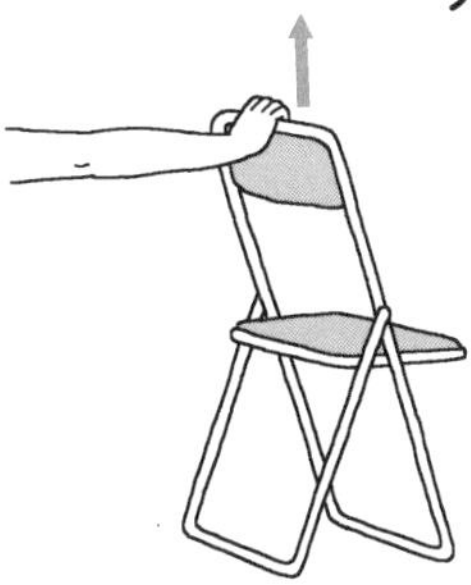

❷ひじを伸ばしたまま、手首を上に返すようにイスを持ち上げる

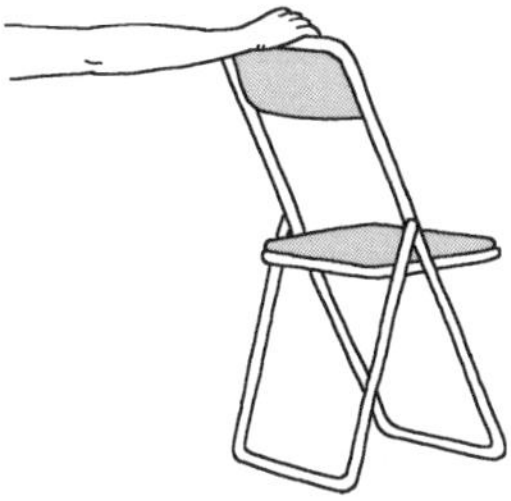

❶痛むほうの手でパイプイスの背もたれ部分をつかむ。丸イスの場合は、自分から遠い側の座面に手を置き、イスの縁を人さし指から小指までの4本の指でつかむ

⇩

ひじや前腕に強い痛みが出る→ひじの腱鞘炎がある

中指伸展テスト

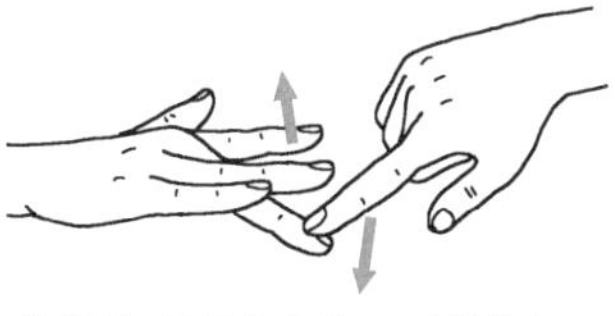

❷押し下げる力に対抗して、ひじや手首を使わず、中指を押し上げる力を入れる

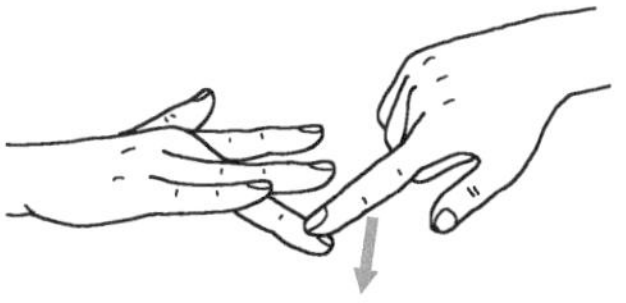

❶痛むほうのひじを伸ばし、反対の手で中指を押し下げるよう力を入れる。あるいはパートナーに押して押してもらってもよい

⇩

ひじや前腕に強い痛みが出る→ひじの腱鞘炎がる

ひじの腱鞘炎の原因になっている筋肉を調べる四指伸展テスト

ひじの腱鞘炎で重要なのは、ひじから前腕をへて指につながっている筋肉のうち、どの筋肉に原因があるのかを特定することです。私が推奨する四指伸展テストは、本書でひじの腱鞘炎と呼んでいる、ひじの外側が痛む腱鞘炎の原因になる七つの筋肉のうち、どの筋肉に腱鞘炎が起こっているのかを特定する方法です。

ひじの腱鞘炎の治療を受けていてもなかなかよくならない理由の一つに、指の伸展テストを中指でしか行わないことがあげられます。そのため大ざっぱに「ひじ」の腱鞘炎と診断し、腱鞘炎を起こしていない筋肉に注射を打つなどして、まったく治療になっていないケースがあるようです。

私は、中指伸展テストはひじの腱鞘炎の有無を判断するために行い、精密検査の意味でさらに４本の指で行っています。

【四指伸展テストのやり方】

❶痛むほうのひじを伸ばし、反対の手で人さし指を押し下げるよう力を入れる。あるいはパートナーに押してもらってもよい

❷ひじや手首を使わず、人さし指の力だけで押し下げる力に対抗して人さし指を押し上げる力を入れる

❸同様の方法で、中指、薬指、小指でも行う

【テストの結果】

A：人さし指で行ったときに強い痛みが出る→長橈側手根伸筋《ちょうとうそくしゅこんしんきん》の腱鞘炎→85ページのセルフケアを行いましょう。

B：中指で行ったときに強い痛みが出る→短橈側手根伸筋《たんとうそくしゅこんしんきん》の腱鞘炎→89ページのセルフケアを行いましょう。

C：薬指で行ったときに強い痛みが出る→総指伸筋《そうししんきん》の腱鞘炎→93ページのセルフケアを

四指伸展テストのやり方と結果に応じた対策

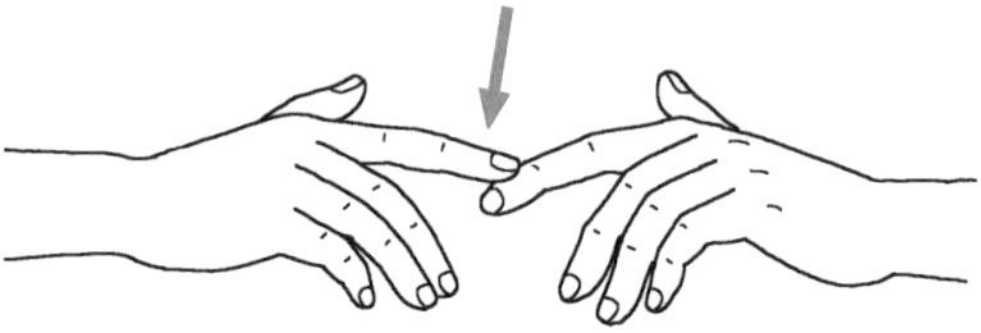

❶痛むほうのひじを伸ばし、反対の手で人さし指を押し下げるように力を入れる。あるいはパートナーに押してもらってもよい

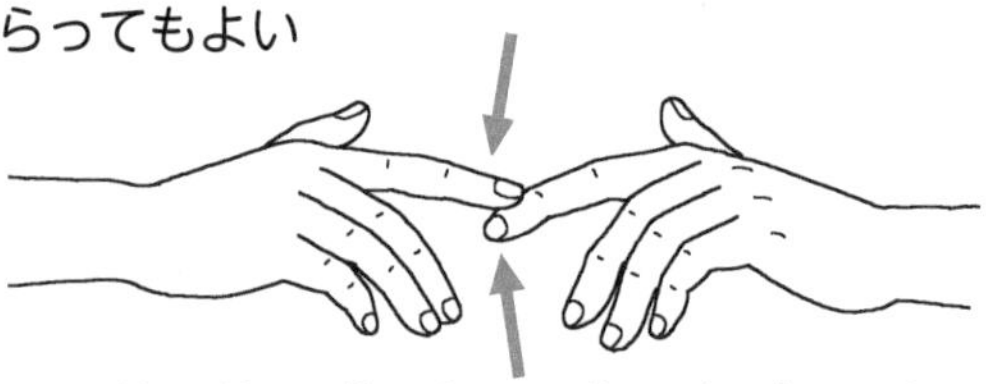

❷ひじや手首を使わず、人さし指の力だけで押し下げる力に対抗して人さし指を押し上げる力を入れる
❸同様の方法で、中指、薬指、小指でも行う

⇩

A：人さし指で行ったときに強い痛みが出る→長撓側手根伸筋の腱鞘炎→ 85 ページのセルフケアを行う。
B：中指で行ったときに強い痛みが出る→単撓側手根伸筋の腱鞘炎→ 89 ページのセルフケアを行う。
C：薬指で行ったときに強い痛みが出る→総指伸筋の腱鞘炎→ 93 ページのセルフケアを行う。
D：小指で行ったときに強い痛みが出る→尺側手根伸筋および小指伸筋の腱鞘炎→ 97 ページのセルフケアを行う。

行いましょう。

D：小指で行ったときに強い痛みが出る→尺側手根伸筋《しゃくそくしゅこんしんきん》および小指伸筋の腱鞘炎→97ページのセルフケアを行いましょう。

腱鞘炎の症状③「指が痛む」

指が痛む場合は、指の腱鞘炎の場合と、ひじに腱鞘炎があって痛みが指まで広がっているケースが考えられます。**指の腱鞘炎にはテストがないので、指がスムーズに動くか動かないか、指のつけ根に熱感や腫《は》れがあるかないかの自覚症状で判断します。**

また、すでに指を曲げたときに引っかかる感覚があったり、第1章で述べた**「バネ指」**があったりする場合は、指の腱鞘炎と判断します。

【自覚症状による判断】

A：指の動きが悪く、指のつけ根に熱感や腫れがある→指の腱鞘炎→102〜104ページのセルフケアを行いましょう。

B：指はスムーズに動き、指のつけ根に熱感や腫れがない→ひじの腱鞘炎はない→ひじから指に付着している筋肉の腱鞘炎の可能性があるので、59ページの肘筋・回外筋テストを行います。

「ゆるめて固定する」が基本

第1章で、腱鞘炎にストレッチは禁物と述べました。

コンセントとコードの例でおさらいをしておくと、**コンセントにつながったコードが突っぱり、コンセントとプラグの接点で腱鞘炎が起こっているのに、ストレッチをしてコードを伸ばすのは逆効果**という話でした。

それでは、どうすればよいのでしょうか。これから紹介するセルフケア法を行って

「ゆるめて固定」のメカニズム

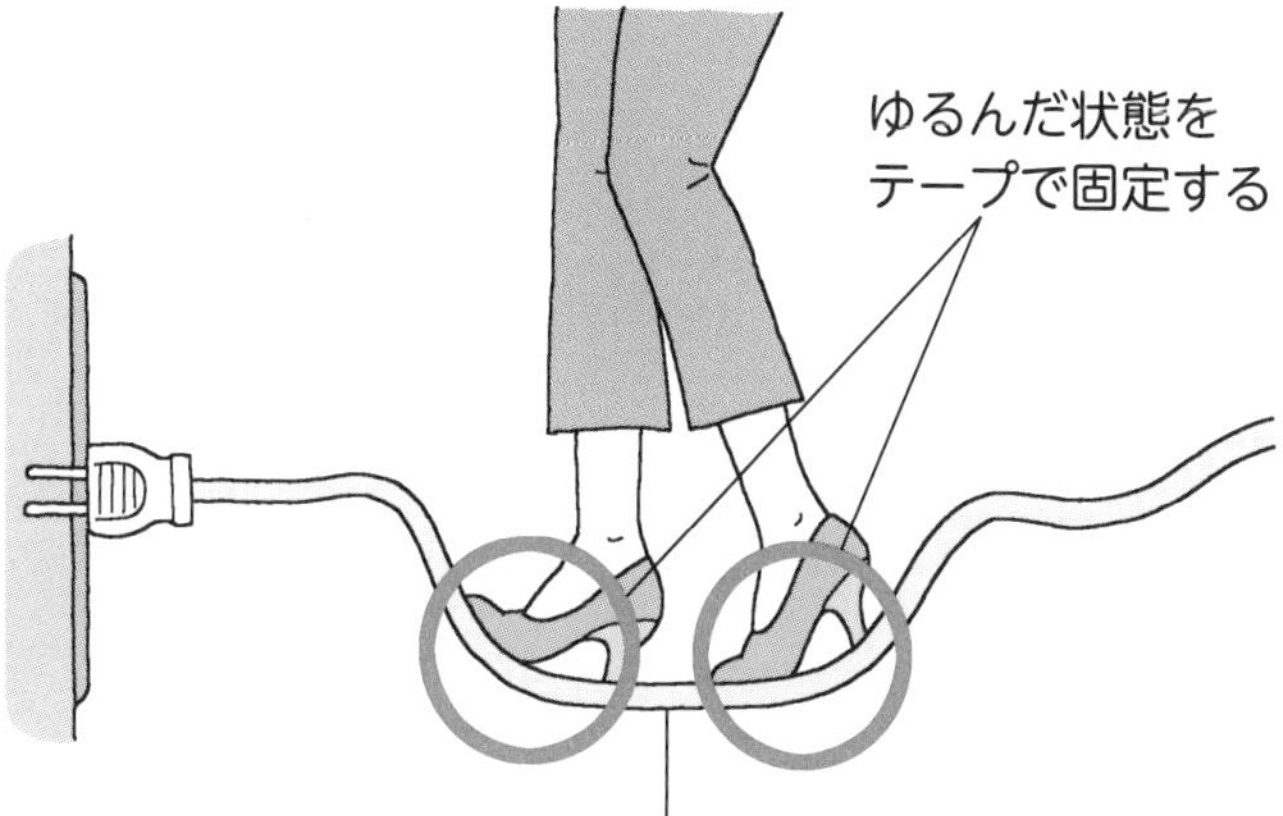
突っぱったコードをマッサージでゆるめる

ください。

その考え方を、同じくコンセントとコードで説明しましょう。コンセントとプラグの接点で腱鞘炎が起こっている条件は同じです。違うのは、ストレッチで引っぱって固定するのではなく、マッサージをしてゆるめてから固定する点です。

上の図をご覧ください。腱鞘炎のそもそもの原因であるコード（筋肉）の突っぱりをマッサージすると、コードがゆるんできます。この状態なら、コンセントとプラグの接点には負担がかかりません。つまり、腱と腱鞘の摩擦が小さくなったのです。

この負担がかかっていない状態を維持するためには、コードがゆるんだままどこかでとめなければなりません。図では足で踏みつけていますが、実際には**テーピング用のテープ**や**エルボーバンド**で固定します。

腱鞘炎のセルフケアは固定することで完成します。ただし、その前に筋肉や腱を引っぱっておくのか、ゆるめておくのかで固定後の結果は正反対になります。

この**「ゆるめて固定」**のセルフケア法は、手首の腱鞘炎、肘筋・回外筋が原因以外のひじの腱鞘炎に有効です。肘筋・回外筋が原因の腱鞘炎は、固定してとにかく休めること。また、指の腱鞘炎は、広げて固定するセルフケア法になります。

マッサージとテーピングのやり方と注意点

マッサージの基本的なやり方は、痛みがあるほうの指や手の甲などを、反対の手の

主に親指の腹を使ってもむようにします。そのとき、たとえば手首を手の甲側に曲げて痛みを感じている場合は、手首を甲側に曲げないで行うなど、痛みが出ない手首やひじの角度で行います。

マッサージの強さは、手首の腱鞘炎で痛む部位の付近をもむときは現在ある痛みが大きくならない程度にしましょう。また、同様に、ひじの腱鞘炎で痛む部位を直接もまない場合も、もむ部位に痛みを感じない程度の強さでもみます。どちらも心地よさを感じる程度の強さでマッサージしてください。

マッサージをする時間は、30～60秒が目安です。あまり長い時間もみ続けると、マッサージする部位に炎症が起こる危険があります。

マッサージをするのは、手を使う仕事や家事をする前がおすすめです。あるいは、仕事や家事が終わったタイミングで行うのもよいでしょう。**一日に行う目安は3～4度**で、それ以上行うとかえって筋肉に刺激を与えすぎることになります。やりすぎて、肌が赤くなったり皮がむけたりしないようにしましょう。

マッサージを行ったあとにはテーピング用のテープで固定します。テープは伸縮性のある**キネシオテープ**を使います。１人では貼りにくいので、パートナーに貼ってもらってください。

テーピングをするのは、仕事や家事を行う日中が原則です。**就寝前には必ずテープをはがしてください。**入浴のときに湯ぶねにつかった状態ではがすと、痛みを感じにくいのでおすすめです。

テーピングは血流を止めずに固定できる点でおすすめですが、テープにかぶれる人は貼っている時間を短くするなどの調整をしてください。最近はテープの接着剤にかぶれにくい材料を使っているものもありますので、薬局などで説明をしてもらうとよいでしょう。どうしてもかぶれる場合は、テープの使用を中止し、バンドやサポーターを利用してください。

一日に何度かマッサージをする場合、テープを貼ったままで行ってもかまいません。

マッサージの基本的なやり方と注意点

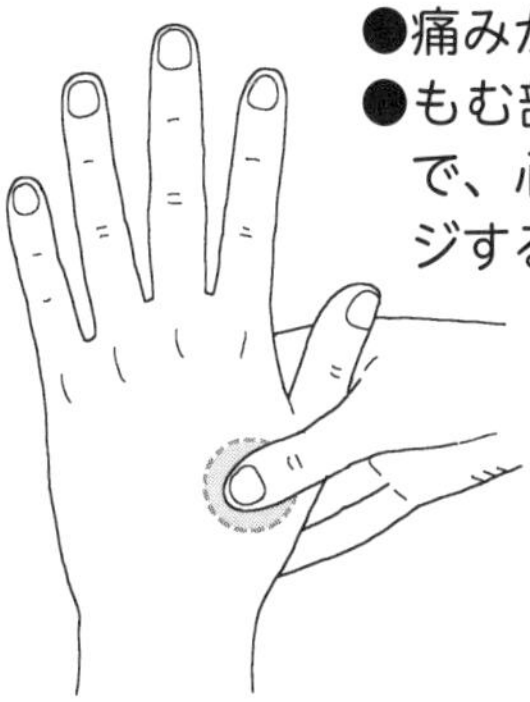

- 痛みがあるほうの指や手の甲などを、反対の手の主に親指の腹を使ってもむ。
- 痛みが出ない手首やひじの角度で行う。
- もむ部位に痛みを感じない程度の強さで、心地よさを感じるようにマッサージする。
- マッサージをする時間は30～60秒が目安。手を使う仕事や家事をする前がおすすめ。あるいは、仕事や家事が終わったタイミングで行ってもよい。
- 1日に行う目安は3～4度。

テーピングの基本的なやり方と注意点

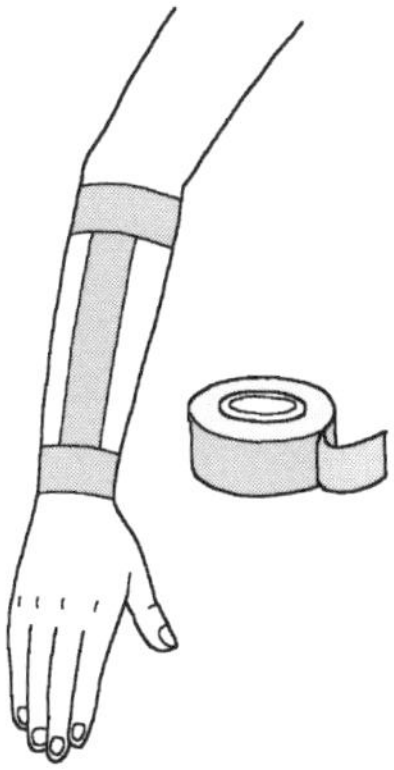

- テープは伸縮性のあるキネシオテープを使う。
- 1人では貼りにくいので、パートナーに貼ってもらう。
- 仕事や家事を行う日中に行うのが原則。
- 就寝前には必ずテープをはがす。
- テープにかぶれる人は貼っている時間を短くするなど調整する。どうしてもかぶれる場合は、テープの使用を中止し、バンドやサポーターを利用する。
- 1日に何度かマッサージをする場合、テープを貼ったままで行ってもかまわない。

手首の腱鞘炎のセルフケア

腱鞘炎のチェックで親指を伸展すると痛むタイプ（A－1）

●腱鞘炎が起こっている筋肉：短母指伸筋

●筋肉を使う動作：スマホの画面を上から下へスクロールする動き。ハサミを使う動き。パソコンのキーボードを打つときやマウスを持つときに、手首を手の甲側に曲げる動きの補助

●セルフケア法

・マッサージ

手首の親指側にあるグリグリ（橈骨茎状突起《とうこつけいじょうとっき》）の指寄りのきわから親指の第一関節（指先から数えて最初の関節）までを、反対の手の親指の腹で10～30秒もみほぐす

・テーピング

用意するテープ（いずれも四隅を丸くカットする）

Ａ：幅5センチ×親指の第一関節から手首までの長さ（一方の端を親指の太さに合わせてカットする）

Ｂ：幅5センチ×手首1周分の長さ

Ｃ：幅2・5センチ×親指1周分の長さ

テープの巻き方

❶親指を小指側に軽く曲げ、Ａのテープを親指の爪の下から手首に向かって少し引っぱりながら貼る

❷Ｂのテープの裏の紙を真ん中で破ってはがし、テープの両端を引っぱって伸ばす。テープの伸びた部分を橈骨茎状突起にやや強く当て、固定できるよう手首の半周を圧迫するように貼り、半周ははがれない程度に軽く貼る

❸Ａのテープがはがれないように、Ｃのテープを Ａのテープの先端に巻く。この

腱鞘炎のチェックで親指を伸展すると痛むタイプ（A-1）のセルフケア

マッサージのやり方

手首の親指側にあるグリグリ（橈骨茎状突起）の指寄りのきわから親指の第一関節までを、反対の手の親指の腹で 10 ～ 30 秒もみほぐす

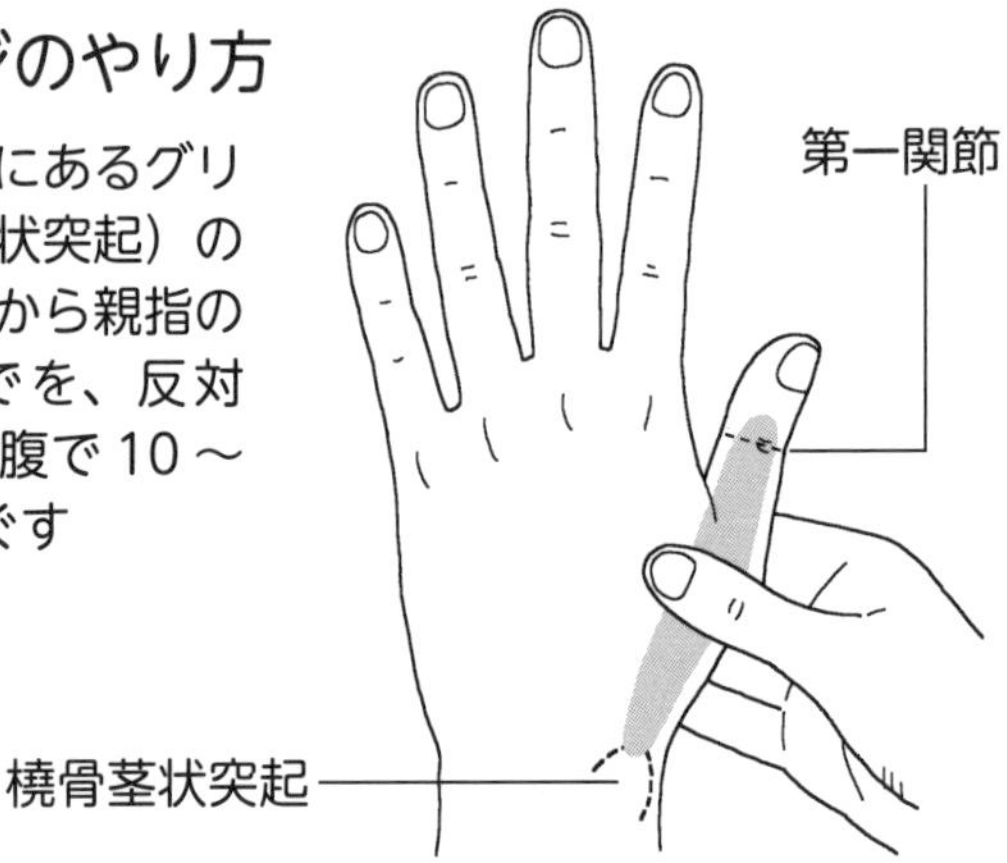

テーピングのやり方

A：幅 5 センチ×親指の第一関節から手首までの長さ（一方の端を親指の太さに合わせてカットする）

B：幅 5 センチ×手首 1 周分の長さ

C：幅 2.5 センチ×親指 1 周分の長さ

用意するテープ
（いずれも四隅を丸くカットする）

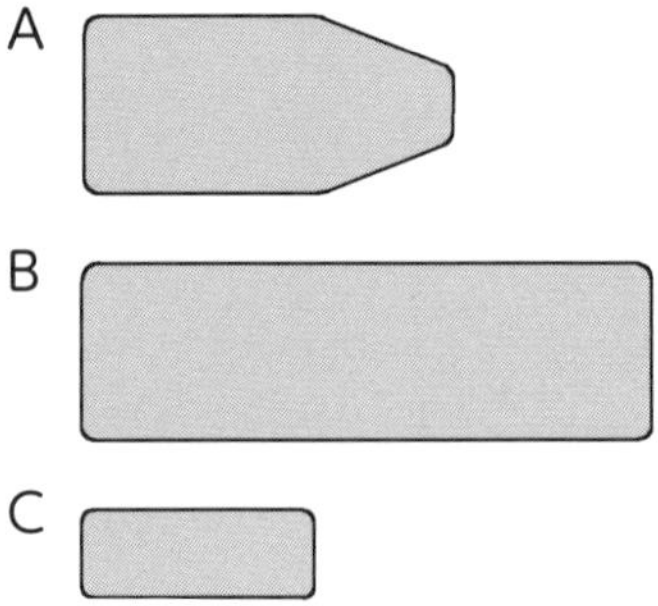

テープの巻き方

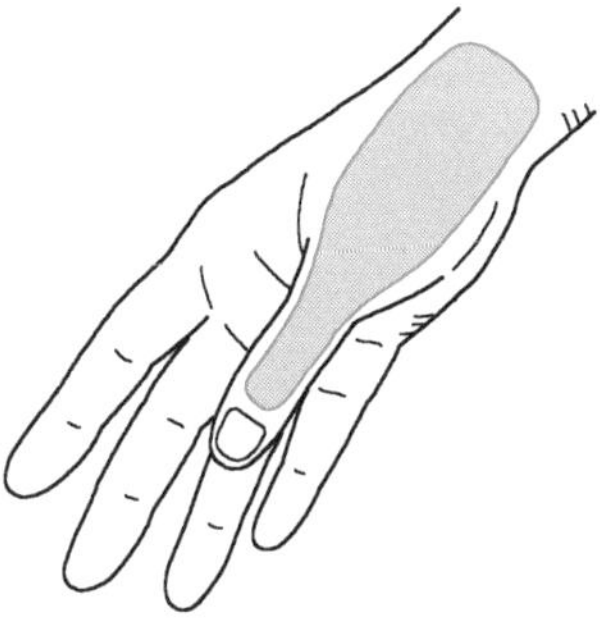

❶親指を小指側に軽く曲げ、Aのテープを親指の爪の下から手首に向かって少し引っぱりながら貼る

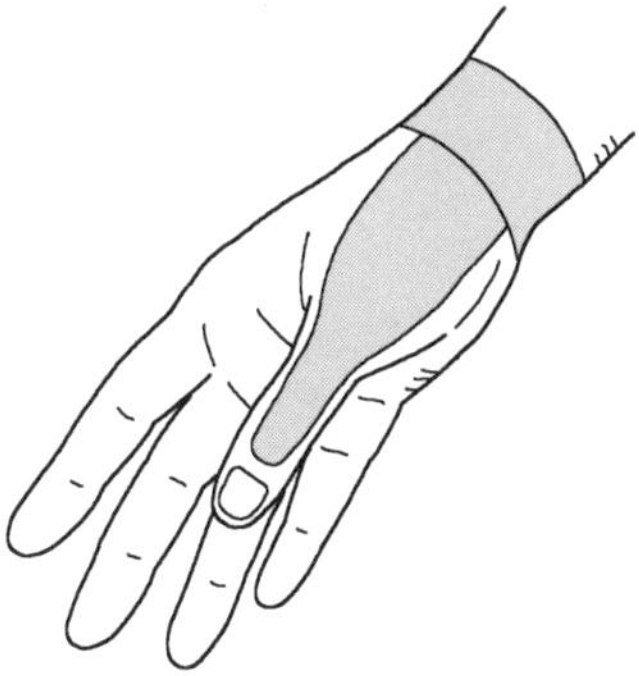

❷Bのテープの裏の紙を真ん中で破ってはがし、テープの両端を引っぱって伸ばす。テープの伸びた部分を橈骨茎状突起に強く当て、固定できるよう手首の半周を圧迫するように貼り、半周ははがれない程度に軽く貼る

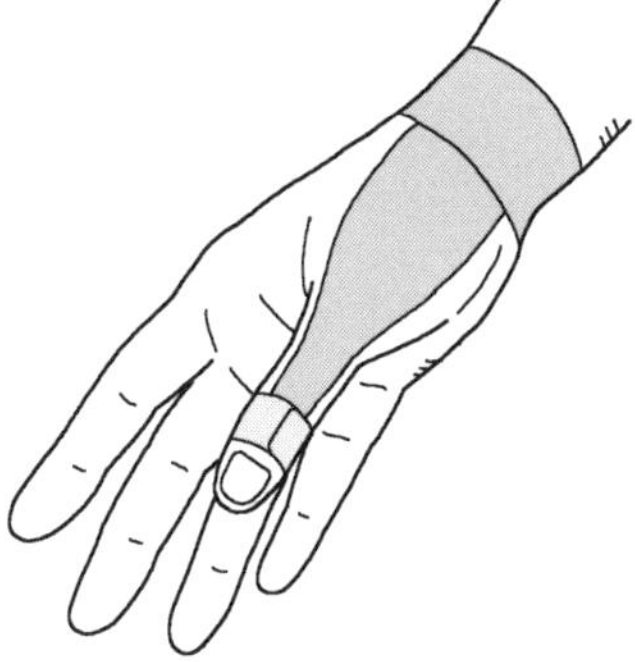

❸Aのテープがはがれないように、Cのテープを Aのテープの先端に巻く。このとき親指の腹側から巻き始め、爪側でとめるとCのテープ自体もはがれにくくなる

とき親指の腹側から巻き始め、爪側でとめるとCのテープ自体もはがれにくくなる

腱鞘炎のチェックで親指を外転すると痛むタイプ（A－2）

●腱鞘炎が起こっている筋肉：長母指外転筋

●筋肉を使う動作：親指を広げるようにスマホの画面をスワイプする動き。親指でパソコンのキーボードを打つ動き。マウスを左に動かす（右手）ときに、手首の外転の補助

●セルフケア法

・マッサージ

手首の親指側にあるグリグリ（橈骨茎状突起）の指寄りのきわから手の甲側の親指のつけ根の関節までを、反対の手の親指の腹で10～30秒もみほぐす

・テーピング

用意するテープ（いずれも四隅を丸くカットする）
A：幅5センチ×親指の第一関節から手首までの長さ（一方の端を親指の太さに合わせてカットする）
B：幅5センチ×手首1周分の長さ
C：幅2・5センチ×親指1周分の長さ

テープの巻き方
❶親指を小指側に軽く曲げ、Aのテープを親指の爪の下から手首に向かって少し引っぱりながら貼る
❷Bのテープの裏の紙を真ん中で破ってはがし、テープの両端を引っぱって伸ばす。テープの伸びた部分を橈骨茎状突起に強く当て、固定できるよう手首の半周を圧迫するように貼り、半周ははがれない程度に軽く貼る
❸Aのテープがはがれないように、Cのテープを Aのテープの先端に巻く。このとき親指の腹側から巻き始め、爪側でとめるとCのテープ自体もはがれにくく

腱鞘炎のチェックで親指を外転すると痛むタイプ（A-2）のセルフケア

マッサージのやり方

手首の親指側にあるグリグリ（橈骨茎状突起）の指寄りのきわから手の甲側の親指のつけ根の関節までを、反対の手の親指の腹で10～30秒もみほぐす

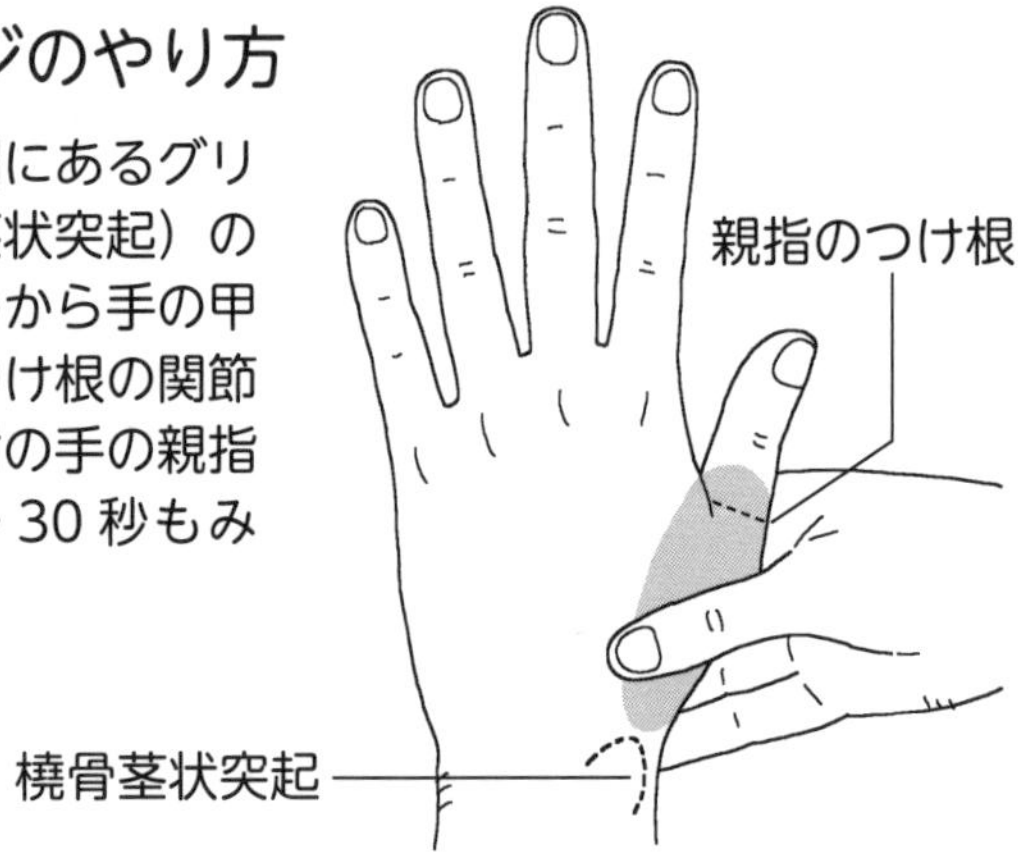

テーピングのやり方

A：幅5センチ×親指の第一関節から手首までの長さ（一方の端を親指の太さに合わせてカットする）

B：幅5センチ×手首1周分の長さ

C：幅2.5センチ×親指1周分の長さ

用意するテープ
（いずれも四隅を丸くカットする）

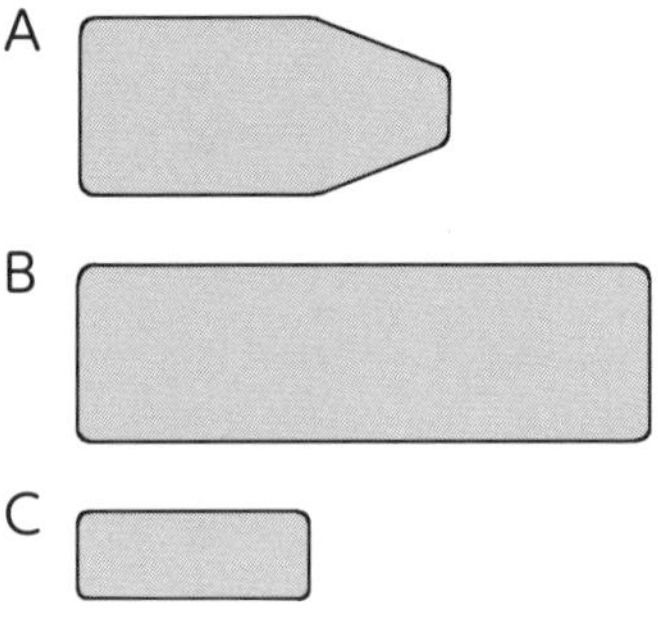

テープの巻き方

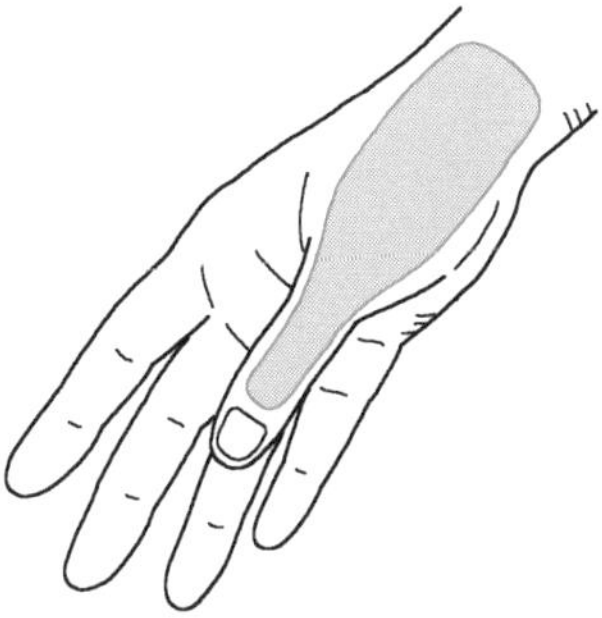

❶親指を小指側に軽く曲げ、Aのテープを親指の爪の下から手首に向かって少し引っぱりながら貼る

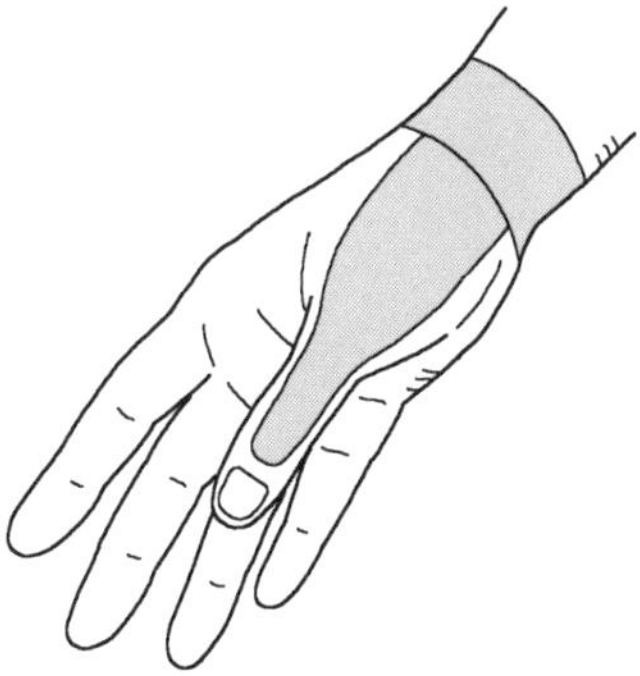

❷Bのテープの裏の紙を真ん中で破ってはがし、テープの両端を引っぱって伸ばす。テープの伸びた部分を橈骨茎状突起に強く当て、固定できるよう手首の半周を圧迫するように貼り、半周ははがれない程度に軽く貼る

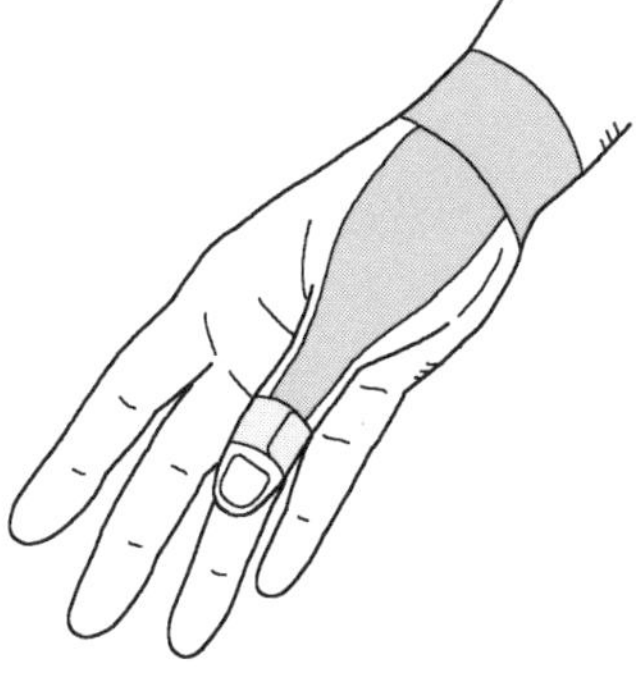

❸Aのテープがはがれないように、Cのテープを Aのテープの先端に巻く。このとき親指の腹側から巻き始め、爪側で止めるとCのテープ自体もはがれにくくなる

なる。

ひじの腱鞘炎のセルフケア

肘筋・回外筋テストでひじに強い痛みが出るタイプ

●腱鞘炎が起こっている筋肉：肘筋、回外筋
●筋肉を使う動作：腕立てふせ、荷物を高いところに載せる動き（肘筋）。右手でドライバーやドアノブを時計回りに回す動き（回外筋）
●セルフケア法

肘筋と回外筋はひじ関節だけに付着している筋肉です。コンセントとコードの関係でいうと、コードがなくプラグだけがコンセントに刺さっていて腱鞘炎が起こっている状態です。したがって、コードをゆるめることも固定することもできません。

最もやっかいな腱鞘炎で、セルフケアができないうえに、専門機関の治療でもなかなかよくなりません。できるだけ使わないことが唯一のセルフケアといえます。

人さし指の四指伸展テストでひじや前腕に強い痛みが出るタイプ

●腱鞘炎が起こっている筋肉：長撓側手根伸筋

●筋肉を使う動作：手首を曲げてパソコンのキーボードを打つ動き。手首を曲げてマウスを持ち、人さし指でクリックやトラックボールを手前に回す動き

●セルフケア法

・マッサージ

人さし指の第二関節（指先から数えて二番めの関節）の手の甲側から、その延長線上の手首までを、反対の手の親指の腹で10～30秒もみほぐす

・テーピング

用意するテープ（いずれも四隅を丸くカットする）

人さし指の四指伸展テストでひじや前腕に強い痛みが出るタイプのセルフケア

マッサージのやり方

人さし指の第二関節の手の甲側から、その延長線上の手首までを、反対の手の親指の腹で 10 ～ 30 秒もみほぐす

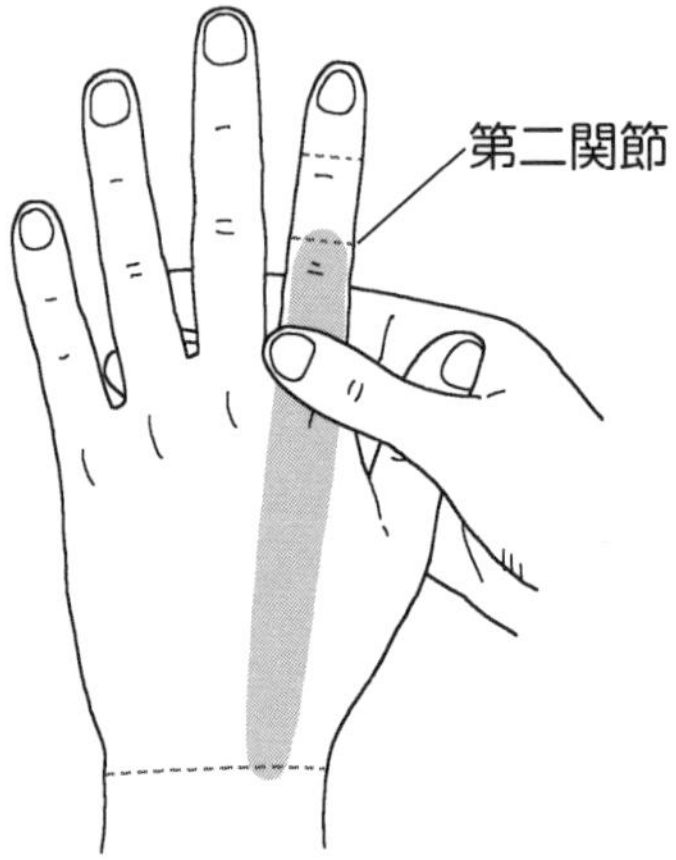

テーピングのやり方

A：幅５センチ×ひじから指幅２本分手首寄り～手首から指幅２本分ひじ寄りまでの長さ

B：幅５センチ×手首１周分の長さ

C：幅５センチ×ひじから指幅２本分手首寄りの腕１周分の長さ

用意するテープ
(いずれも四隅を丸くカットする)

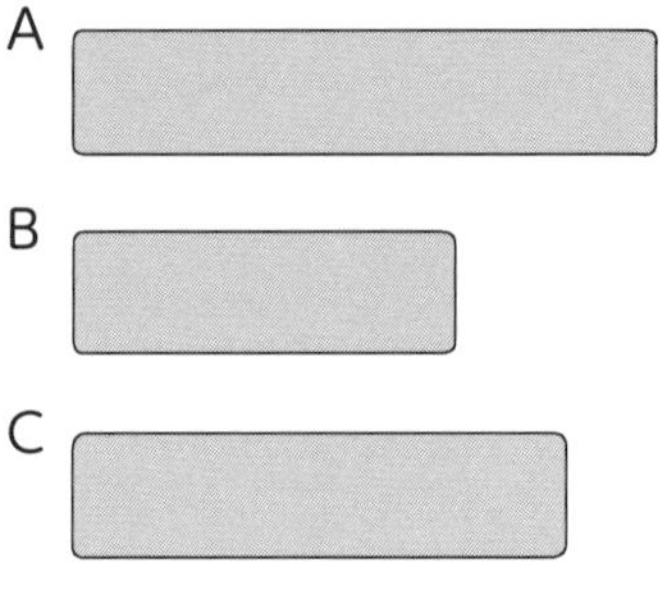

テープの巻き方

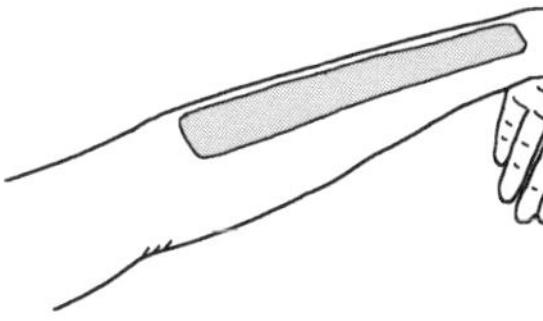

❶ひじを伸ばし、手首を手のひら側に曲げる。Aのテープをひじの外側から手首に向かって、テープを伸ばさずに貼る

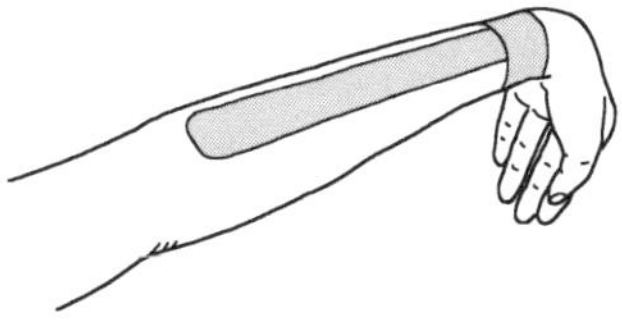

❷Bのテープの裏の紙を真ん中で破ってはがし、テープの両端を引っぱって伸ばす。テープの伸びた部分を手首に強く当て、固定できるよう手首の半周を圧迫するように貼り、半周ははがれない程度に軽く貼る

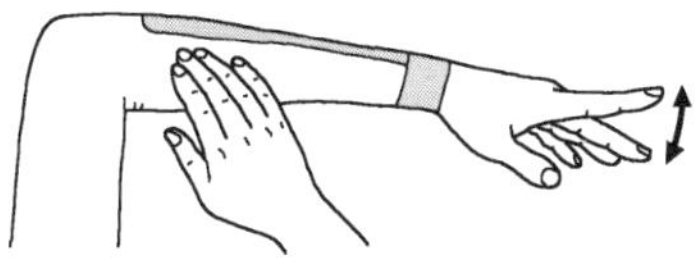

❸ひじを90度曲げる。人さし指を上下に動かし、反対の手で前腕のどの筋肉が動くかを確認する

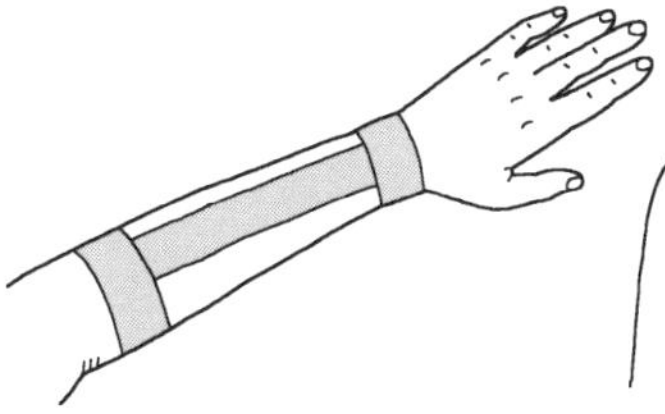

❹Cのテープの裏の紙を真ん中で破ってはがし、テープの両端を引っぱって伸ばす。テープの伸びた部分を③で動いた筋肉に強く当て、固定できるよう腕の半周を圧迫するように貼り、半周ははがれない程度に軽く貼る

A：幅5センチ×ひじから指幅2本分手首寄り～手首から指幅2本分ひじ寄りまでの長さ

B：幅5センチ×手首1周分の長さ

C：幅5センチ×ひじから指幅2本分手首寄りの腕1周分の長さ

テープの巻き方

❶ひじを伸ばし、手首を手のひら側に曲げる。Aのテープをひじの外側から手首に向かって、テープを伸ばさずに貼る

❷Bのテープの裏の紙を真ん中で破ってはがし、テープの両端を引っぱって伸ばす。テープの伸びた部分を手首に強く当て、固定できるよう手首の半周を圧迫するように貼り、半周ははがれない程度に軽く貼る

❸ひじを90度曲げる。人さし指を上下に動かし、反対の手で前腕のどの筋肉が動くかを確認する

❹Cのテープの裏の紙を真ん中で破ってはがし、テープの両端を引っぱって伸ば

す。テープの伸びた部分を③で動いた筋肉に強く当て、固定できるよう腕の半周を圧迫するように貼り、半周ははがれない程度に軽く貼る

中指の四指伸展テストでひじや前腕に強い痛みが出るタイプ

●腱鞘炎が起こっている筋肉：短橈側手根伸筋
●筋肉を使う動作：手首を曲げて、パソコンのキーボードを打つ動き。手首を曲げてマウスを持ち、中指で右クリックをする動作
●セルフケア法
・マッサージ
中指の第二関節の手の甲側から、その延長線上の手首までを、反対の手の親指の腹で10～30秒もみほぐす
・テーピング
用意するテープ（いずれも四隅を丸くカットする）

中指の四指伸展テストでひじや前腕に強い痛みが出るタイプのセルフケア

マッサージのやり方

中指の第二関節の手の甲側から、その延長線上の手首までを、反対の手の親指の腹で10～30秒もみほぐす

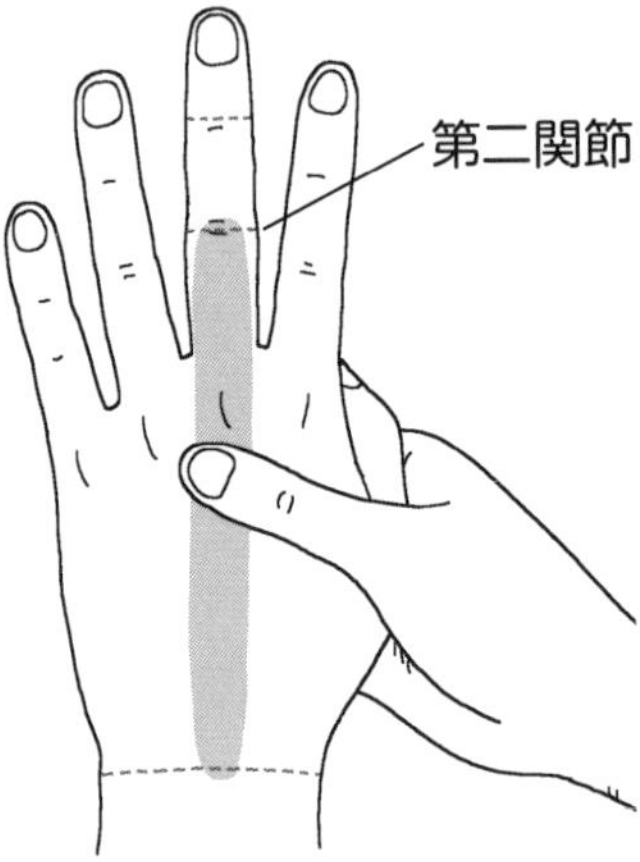

テーピングのやり方

A：幅5センチ×ひじから指幅2本分手首寄り～手首から指幅2本分ひじ寄りまでの長さ

B：幅5センチ×手首1周分の長さ

C：幅5センチ×ひじから指幅2本分手首寄りの腕1周分の長さ

用意するテープ
（いずれも四隅を丸くカットする）

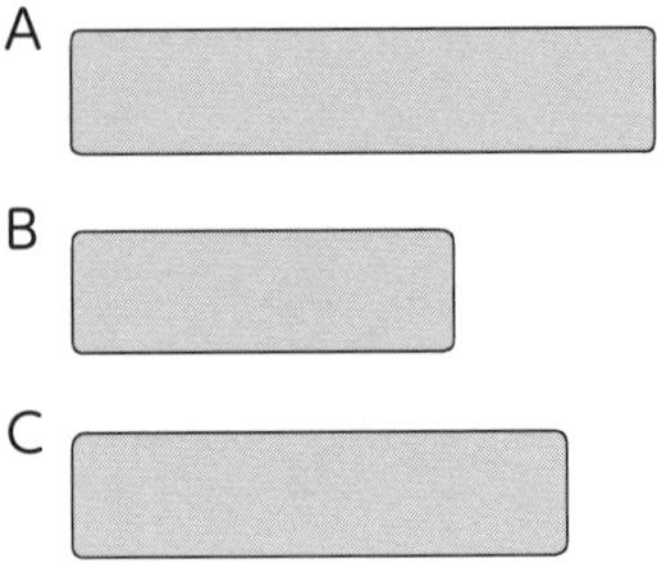

テープの巻き方

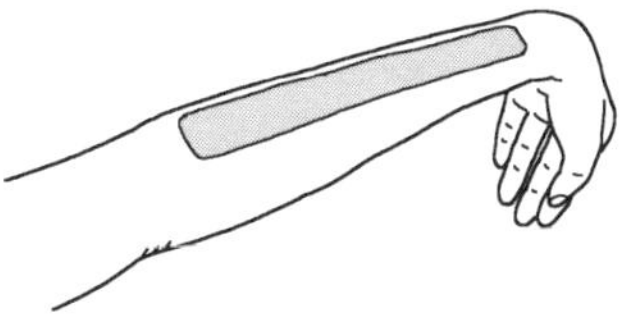

❶ひじを伸ばし、手首を手のひら側に曲げる。Aのテープをひじの外側から手首に向かって、テープを伸ばさずに貼る

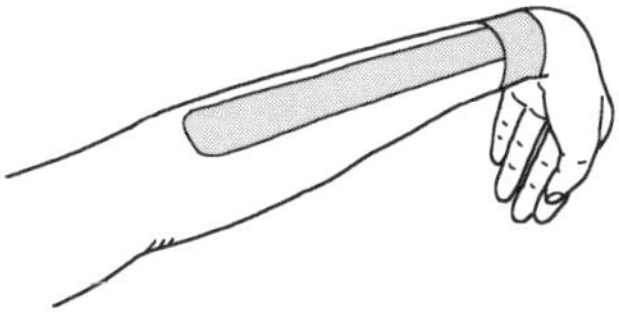

❷Bのテープの裏の紙を真ん中で破ってはがし、テープの両端を引っぱって伸ばす。テープの伸びた部分を手首に強く当て、固定できるよう手首の半周を圧迫するように貼り、半周ははがれない程度に軽く貼る

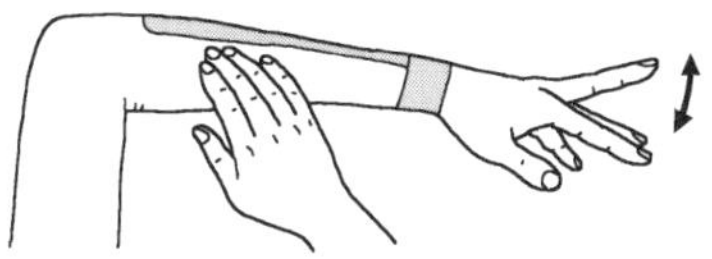

❸ひじを90度曲げる。中指を上下に動かし、反対の手で前腕のどの筋肉が動くかを確認する

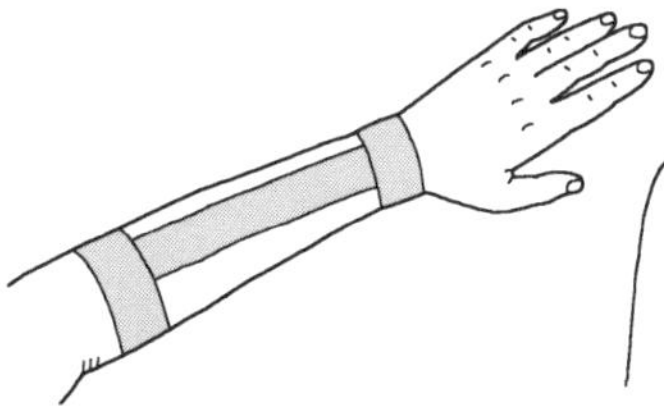

❹Cのテープの裏の紙を真ん中で破ってはがし、テープの両端を引っぱって伸ばす。テープの伸びた部分を③で動いた筋肉に強く当て、固定できるよう腕の半周を圧迫するように貼り、半周ははがれない程度に軽く貼る

A：幅5センチ×ひじから指幅2本分手首寄り～手首から指幅2本分ひじ寄りまでの長さ

B：幅5センチ×手首1周分の長さ

C：幅5センチ×ひじから指幅2本分手首寄りの腕1周分の長さ

テープの巻き方

❶ひじを伸ばし、手首を手のひら側に曲げる。Aのテープをひじの外側から手首に向かって、テープを伸ばさずに貼る。

❷Bのテープの裏の紙を真ん中で破ってはがし、テープの両端を引っぱって伸ばす。テープの伸びた部分を手首に強く当て、固定できるよう手首の半周を圧迫するように貼り、半周ははがれない程度に軽く貼る

❸ひじを90度曲げる。中指を上下に動かし、反対の手で前腕のどの筋肉が動くかを確認する

❹Cのテープの裏の紙を真ん中で破ってはがし、テープの両端を引っぱって伸ば

す。テープの伸びた部分を③で動いた筋肉に強く当て、固定できるよう腕の半周を圧迫するように貼り、半周ははがれない程度に軽く貼る

薬指の四指伸展テストでひじや前腕に強い痛みが出るタイプ

●腱鞘炎が起こっている筋肉：総指伸筋
●筋肉を使う動作：手首を曲げてパソコンのキーボードを打つ動き。指をはじく動き。手の指を大きく開く動き
●セルフケア法
・マッサージ
薬指の第二関節の手の甲側から、その延長線上の手首までを、反対の手の親指の腹で10〜30秒もみほぐす
・テーピング
用意するテープ（いずれも四隅を丸くカットする）

薬指の四指伸展テストでひじや前腕に強い痛みが出るタイプ

マッサージのやり方

薬指の第二関節の手の甲側から、その延長線上の手首までを、反対の手の親指の腹で10～30秒もみほぐす

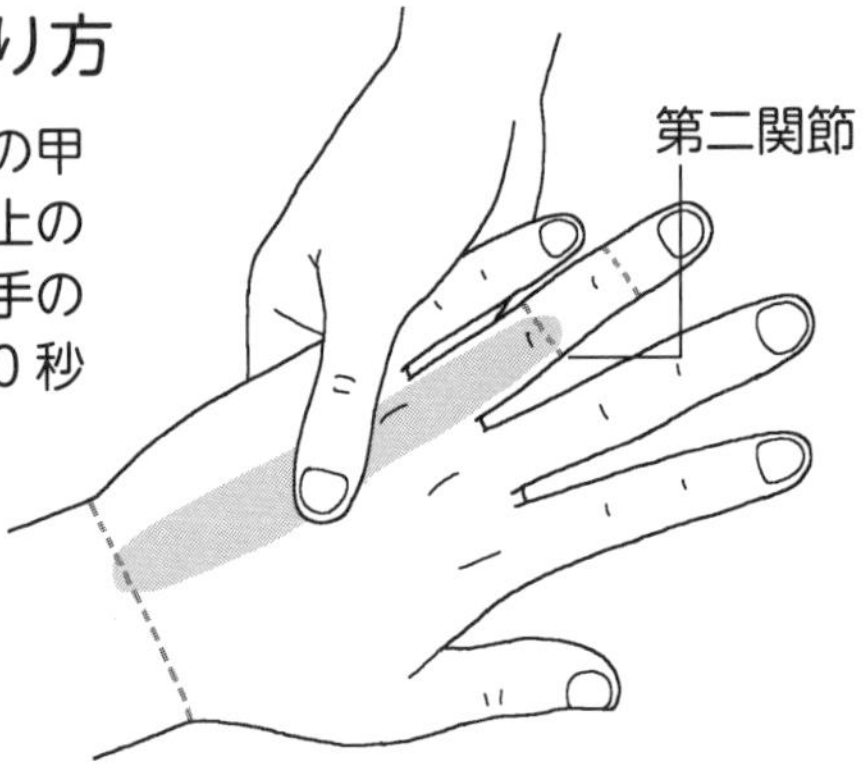

テーピングのやり方

A：幅5センチ×ひじから指幅2本分手首寄り～手首から指幅2本分ひじ寄りまでの長さ

B：幅5センチ×手首1周分の長さ

C：幅5センチ×ひじから指幅2本分手首寄りの腕1周分の長さ

用意するテープ
（いずれも四隅を丸くカットする）

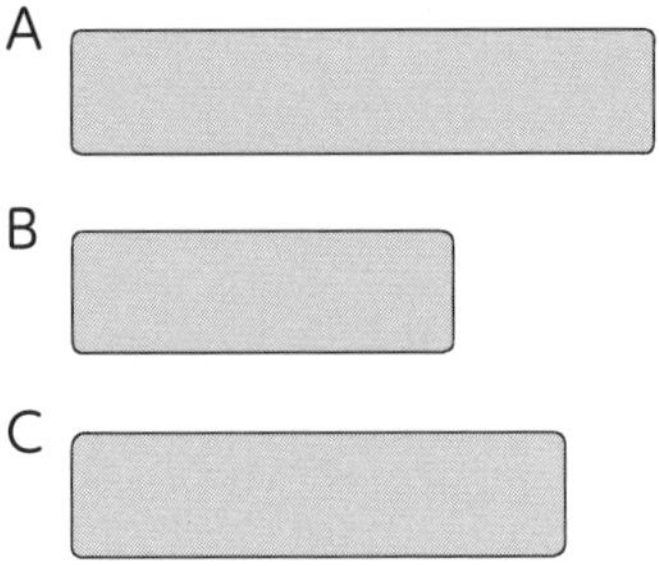

テープの巻き方

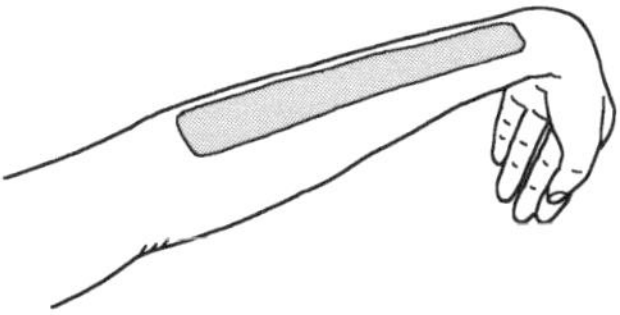

❶ひじを伸ばし、手首を手のひら側に曲げる。Ａのテープをひじの外側から手首に向かって、テープを伸ばさずに貼る

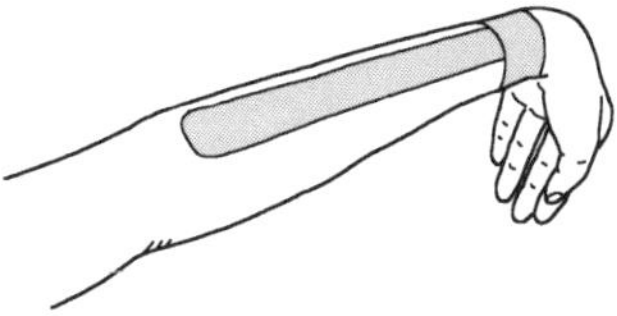

❷Ｂのテープの裏の紙を真ん中で破ってはがし、テープの両端を引っぱって伸ばす。テープの伸びた部分を手首の半周を圧迫するように貼り、半周ははがれない程度に軽く貼る

❸ひじを90度曲げる。薬指を上下に動かし、反対の手で前腕のどの筋肉が動くかを確認する

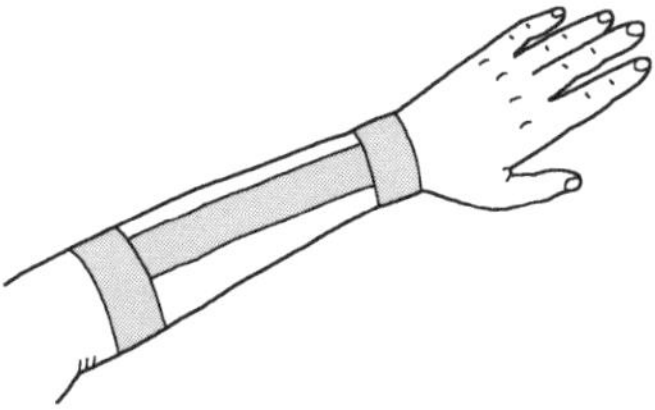

❹Ｃのテープの裏の紙を真ん中で破ってはがし、テープの両端を引っぱって伸ばす。テープの伸びた部分を③で動いた筋肉に強く当て、固定できるよう腕の半周を圧迫するように貼り、半周ははがれない程度に軽く貼る

A：幅5センチ×ひじから指幅2本分手首寄り〜手首から指幅2本分ひじ寄りまでの長さ

B：幅5センチ×手首1周分の長さ

C：幅5センチ×ひじから指幅2本分の手首寄りの腕1周分の長さ

テープの巻き方

❶ひじを伸ばし、手首を手のひら側に曲げる。Aのテープをひじの外側から手首に向かって、テープを伸ばさずに貼る

❷Bのテープの裏の紙を真ん中で破ってはがし、テープの両端を引っぱって伸ばす。テープの伸びた部分を手首に強く当て、固定できるよう手首の半周を圧迫するように貼り、半周ははがれない程度に軽く貼る

❸ひじを90度曲げる。薬指を上下に動かし、反対の手で前腕のどの筋肉が動くかを確認する

❹Cのテープの裏の紙を真ん中で破ってはがし、テープの両端を引っぱって伸ば

す。テープの伸びた部分を③で動いた筋肉に強く当て、固定できるよう腕の半周を圧迫するように貼り、半周ははがれない程度に軽く貼る

小指の四指伸展テストでひじや前腕に強い痛みが出るタイプ

●腱鞘炎が起こっている筋肉：尺側手根伸筋、小指伸筋

●筋肉を使う動作：手首を曲げてパソコンのキーボードを打つ動き。テニスのバックハンドの動作（尺側手根伸筋）。手の指を大きく開く動き（小指伸筋）

●セルフケア法

・マッサージ

小指の爪のすぐ下から、その延長線上の手首までを、反対の手の親指の腹で10〜30秒もみほぐす

・テーピング

用意するテープ（いずれも四隅を丸くカットする）

小指の四指伸展テストでひじや前腕に強い痛みが出るタイプ

マッサージのやり方

小指の爪のすぐ下から、その延長線上の手首までを、反対の手の親指の腹で10～30秒もみほぐす

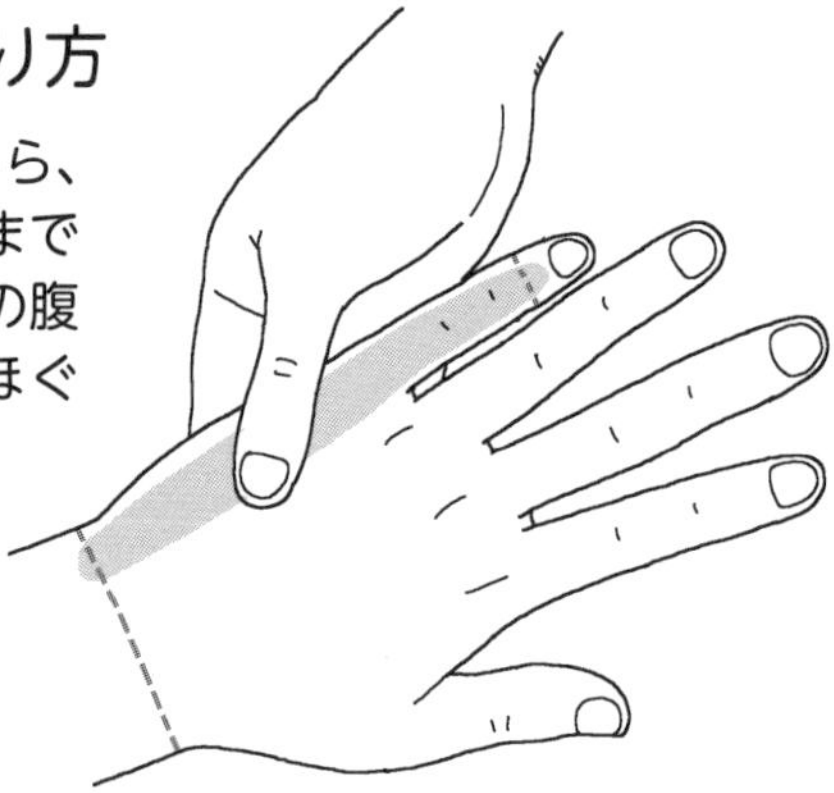

テーピングのやり方

A：幅5センチ×ひじから指幅2本分手首寄り～手首から指幅2本分手首寄りまでの長さ

B：幅5センチ×手首1周分の長さ

C：幅5センチ×ひじから指幅2本分手首寄りの腕1周分の長さ

用意するテープ
（いずれも四隅を丸くカットする）

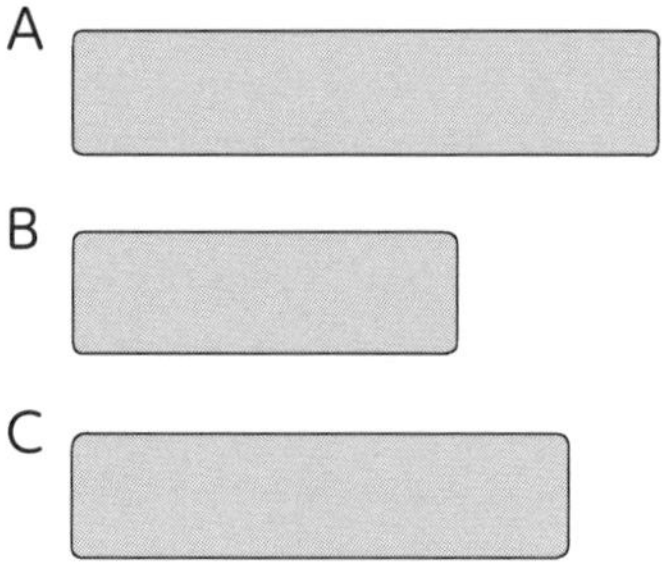

テープの巻き方

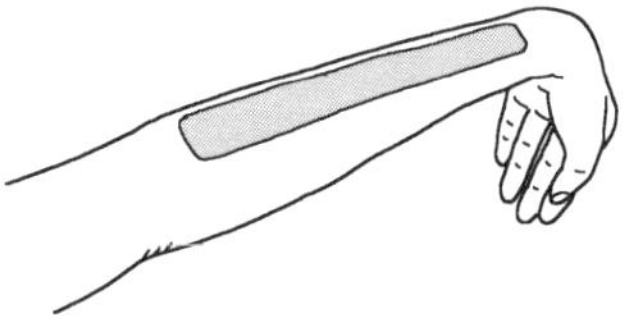

❶ひじを伸ばし、手首を手のひら側に曲げる。Ａのテープをひじの外側から手首に向かって、テープを伸ばさずに貼る

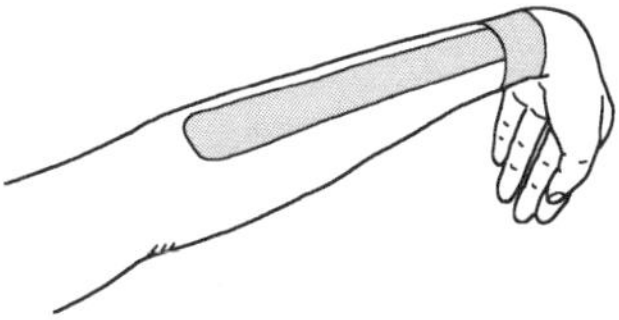

❷Ｂのテープの裏の紙を真ん中で破ってはがし、テープの両端を引っぱって伸ばす。テープの伸びた部分を手首に強く当て、固定できるよう手首の半周を圧迫するように貼り、半周ははがれない程度に軽く貼る

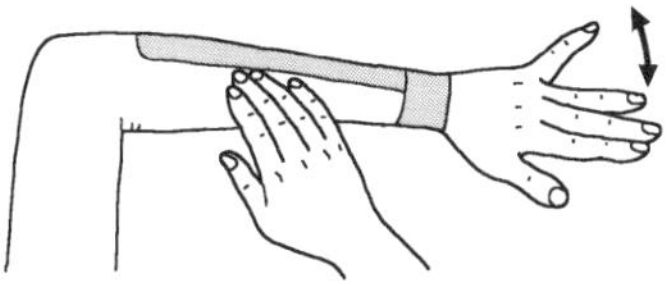

❸ひじを 90 度曲げる。小指を上下に動かし、反対の手で前腕のどの筋肉が動くかを確認する

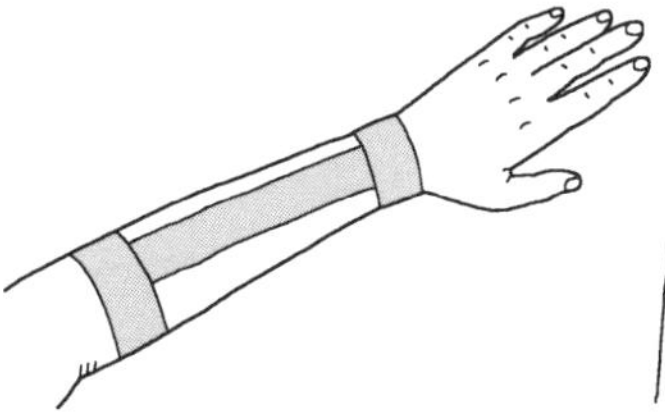

❹Ｃのテープの裏の紙を真ん中で破ってはがし、テープの両端を引っぱって伸ばす。テープの伸びた部分を③で動いた筋肉に強く当て、固定できるよう腕の半周を圧迫するように貼り、半周ははがれない程度に軽く貼る

A：幅5センチ×ひじから指幅2本分手首寄り～手首から指幅2本分手首寄りまでの長さ

B：幅5センチ×手首1周分の長さ

C：幅5センチ×ひじから指幅2本分手首寄りの腕1周分の長さ

テープの巻き方

❶ひじを伸ばし、手首を手のひら側に曲げる。Aのテープをひじの外側から手首に向かって、テープを伸ばさずに貼る

❷Bのテープの裏の紙を真ん中で破ってはがし、テープの両端を引っぱって伸ばす。テープの伸びた部分を手首に強く当て、固定できるよう手首の半周を圧迫するように貼り、半周ははがれない程度に軽く貼る

❸ひじを90度曲げる。小指を上下に動かし、反対の手で前腕のどの筋肉が動くかを確認する

❹Cのテープの裏の紙を真ん中で破ってはがし、テープの両端を引っぱって伸ば

す。テープの伸びた部分を③で動いた筋肉に強く当て、固定できるよう腕の半周を圧迫するように貼り、半周ははがれない程度に軽く貼る

指の腱鞘炎のセルフケア

指の腱鞘炎のセルフケアは、手首やひじの腱鞘炎で行う、ゆるめて固定する方法とは違い、広げて固定します。また、腱鞘炎の初期段階の場合と、症状が進んでバネ指が起こっている場合で方法が異なります。

初期段階は指を休ませることが原則です。とくに、指の腱鞘炎は第二関節を使う（曲げ伸ばしする）ことで腱と腱鞘がこすれ合って発症するので、腱と腱鞘のこすれ合いをなくすために、テーピングで第二関節を固定します。

症状がやや進んでバネ指が起こっている場合は、腱を腱鞘に何度か通し、まずは狭くなっている腱鞘の内腔《ないくう》を広げます。第二関節を曲げると腱の腫れた部分が腱鞘の入

り口で引っかかりロックするので、腱鞘の内腔を広げたら、次のステップで指を伸ばしたままテーピングし、第二関節が曲がらないようにします。

指の動きが悪いタイプ（初期段階）

●セルフケア法

・テーピング

用意するテープ

幅2・5センチ×症状のある指1周分のテープ

テープの巻き方

動きの悪い指を伸ばした状態で、第二関節を固定するようにテープを巻く。テープを巻いた関節が動くようであれば、2枚重ねて巻いて動かないよう固定する

指の動きが悪いタイプ（初期段階）のセルフケア

テープの巻き方

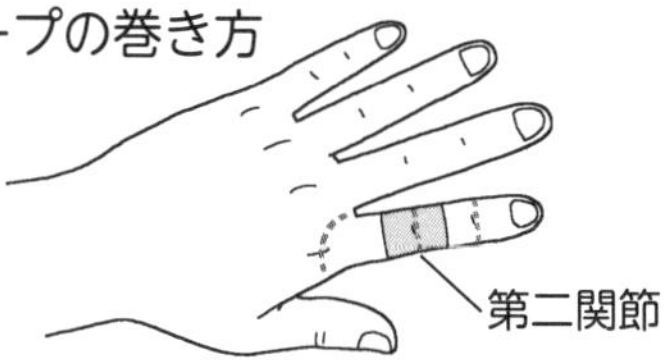

用意するテープ

幅 2.5 センチ×症状のある指１周分のテープ

動きの悪い指を伸ばした状態で、第二関節を固定するようにテープを巻く。テープを巻いた関節が動くようであれば、２枚重ねて巻いて動かないよう固定する

指のつけ根に熱感や腫れがある、バネ指現象が起こっているタイプのセルフケア

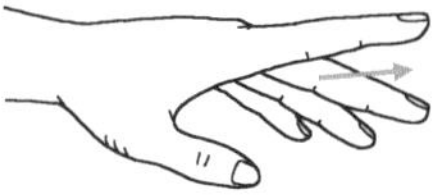

腱鞘に
腱を通す

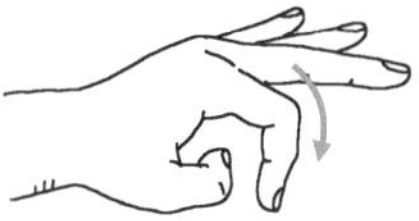

❷ゆっくりと指を伸ばす（反対の手を使って伸ばしてもよい）

❶症状のある指を最大限に曲げる

❸①②を３回くり返す。このとき、痛みがあってもがまんして行う

テーピングのやり方

テープの巻き方

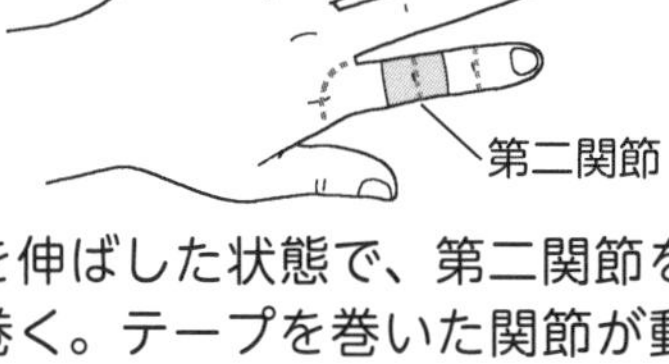

用意するテープ

幅 2.5 センチ×症状のある指１周分のテープ

指を伸ばした状態で、第二関節を固定するようにテープを巻く。テープを巻いた関節が動くようであれば、２枚重ねて巻いて動かないよう固定する

指のつけ根に熱感や腫れがある、バネ指が起こっているタイプ

●セルフケア法

・腱鞘に腱を通す

❶症状のある指を最大限に曲げる

❷ゆっくりと指を伸ばす（反対の手を使って伸ばしてもよい）

❸①②を3回くり返す。このとき、痛みがあってもがまんして行う

・テーピング

用意するテープ

　幅2・5センチ×症状のある指1周分のテープ

テープの巻き方

　指を伸ばした状態で、第二関節を固定するようにテープを巻く。テープを巻いた関節が動くようであれば、2枚重ねて巻いて動かないよう固定する

第３章

腱鞘炎を撃退する生活術を大公開

正しい姿勢が腱鞘炎にならない基本中の基本

本章では、腱鞘炎にならない、そして、腱鞘炎を撃退するためのポイントを紹介します。第2章で紹介したセルフケアとともに日常生活にとり入れ、痛みや不便のない毎日を早く取り戻してください。

腱鞘炎を予防・改善する生活術のポイントはいくつかありますが、その基本中の基本は**「正しい姿勢」**です。正しい姿勢とは、骨盤《こつばん》が真っすぐ立って、脊椎《せきつい》（背骨）の自然なS字《エスじ》湾曲《わんきょく》（生理的彎曲）があり、「気をつけ」の姿勢をしたときに、耳、肩、股関節《こかんせつ》、足首が一直線になる姿勢です。イスに座るときも、骨盤が真っすぐ立って背骨が自然なS字湾曲になるのが理想的です。

立った状態でも座った状態でも、ベースに正しい姿勢があれば、何か作業するときに、ひじや手首、指への負担が少なくてすみ、腱鞘炎のリスクが低くなります。しかし、そもそもの姿勢が悪ければ、作業するときにはさらに悪い姿勢になり、ひじや手首、指への負担が大きくなります。

悪い姿勢の代表は**ネコ背**です。ネコ背は骨盤が後傾し、脊椎の自然なS字湾曲がなくなり、肩が前に出てあごが上がります。こうなると全身が動かしにくくなり、体のどこかに負担がかかって、腰痛やひざ痛などさまざまな症状となって現れます。

ネコ背で腱鞘炎と深い関係があるのは、肩が動きにくくなることです。試しに、正しい姿勢をして、両手を上げてバンザイをしてみてください。肩が動く感覚、腕がどこまで上がるのかの感覚を覚えておいてください。次に、意識的にネコ背にして、同じように両手を上げてバンザイをしてください。

どうでしょう。ネコ背にすると、バンザイで肩を動かすときに窮屈さを感じたり、手が上がりにくかったりするはずです。

私たちは、体のどこかの動きが悪いと、その動きをほかの部位を使って補《おぎな》おうとします。これは。意識的にそうしているのではなく、体の仕組みとして無意識に行っているのです。

床にある荷物を棚に上げようとするとき、肩の動きが悪い人はひじや手首を余計に使って持ち上げます。パソコンで作業するときも、肩の動きが窮屈なために、ひじから先や手首だけを使ってマウスを動かしたりキーボードを打ったりします。

ネコ背で肩の動きが悪くても、1〜2日なら、ひじや手首に腱鞘炎が起こることはありません。しかし、ネコ背などの姿勢の悪さは生活の習慣からくるクセのようなものです。毎日毎日、何ヵ月も何年も負担をかけ続けると、ひじや手首はがんばりきれずに、腱鞘炎という悲鳴を上げてしまうのです。

明らかにネコ背とわかる人は、いますぐにでも正しい姿勢を心がけましょう。ただし、ネコ背の自覚がなかったり、ネコ背には見えなくても実は肩の動きが悪くなる姿勢をしていたりするケースも多いものです。

肩の動きが悪くなる姿勢かどうかをチェックするには、あおむけに寝て両肩が床につくかを確かめてください。ふだん悪い姿勢をしていなければ、力を入れるなど意識しなくても両肩が床についているはずです。

姿勢が悪い場合は、両肩あるいはどちらかの肩が床から浮いているはずです。意識して力を入れれば肩が床につく人は軽症ですが、肩にグーッと力を入れて床に押しつけようとしてもどうしてもつかない人は重症です。

どうしても肩が床につかない人は、かなり以前から姿勢が悪く、肩が動きにくい状態が続いています。ひじや手首にも同じ年月だけ負担がかかっていて、いまは痛みがなくても、いずれはひじや手首が痛みだす腱鞘炎予備軍といえます。

肩が動きにくい場合、肩だけをマッサージでほぐしたり、ストレッチでリラックスさせたりするだけでは、根本的な対策にはなりません。大もとである正しい姿勢を身につけることから始め、肩の動きをよくして、ひじや手首への負担を減らしましょう。

パソコンを使うときは、正しい姿勢を身につけることで、手首やひじにかかる負担を最小限に抑えることができます。パソコンを使うときは、以下の姿勢を心がけてください。

❶イスに深く座る
❷足の裏をしっかり床につける
❸背すじを伸ばし、軽くあごを引く
❹ひじの角度が90度になるようにする
❺手首が甲側に曲がらないようにする

オフィスのデスクやイスは会社の備品なので、一人ひとりの体格に合わせるのはなかなか難しいかもしれません。それでも、イスやモニターの高さを調節したり、足元に台を置いて足を床につけたりするなど工夫をして、できるだけ正しい姿勢でパソコンを操作しましょう。

パソコンを操作するときの正しい姿勢

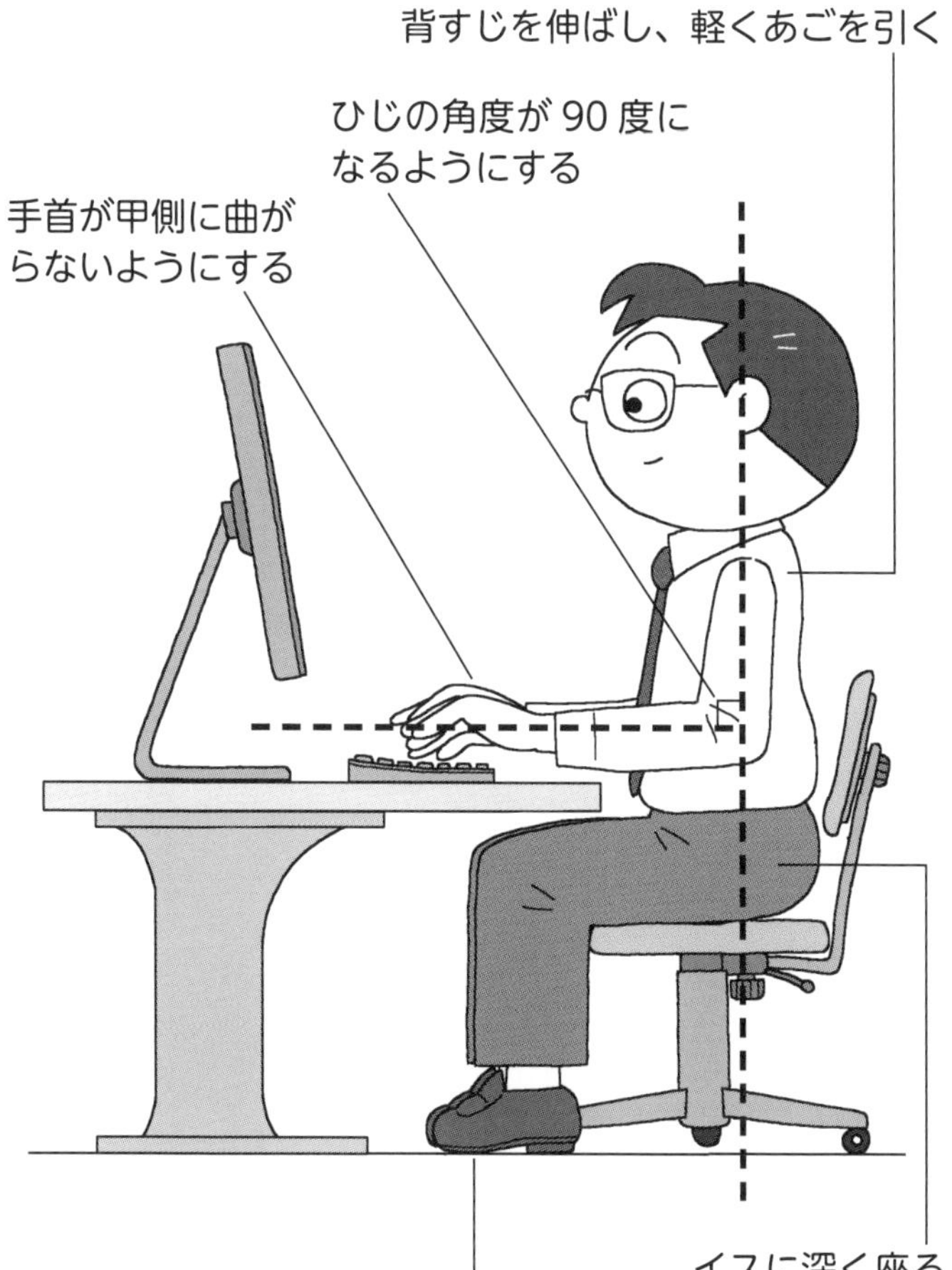
背すじを伸ばし、軽くあごを引く
ひじの角度が90度に
なるようにする
手首が甲側に曲が
らないようにする
イスに深く座る
足の裏をしっかり床につける

ビジネスマンはカバンの持ち方を変えよう

ビジネスマンに急増している**パソコン腱鞘炎**。実は、その原因はキーボードを打ったりマウスを使ったりすることだけではありません。

現代のビジネスマンになくてはならないパソコンは、大きく分けてオフィスの机の上に置いてあるデスクトップパソコンと、持ち運びに便利なノートパソコン（ラップトップ）の二つのタイプがあります。

最近は、机上のスペースの問題や、性能が大幅にアップしたことで、オフィスでもノートパソコンを使っているケースが多いようです。とくに、出先で相手にプレゼンテーションをするなどの機会の多い営業職のビジネスマンにとっては、オフィスで作った資料をそのまま持って行けるので、とても便利です。

外出の多いビジネスマンなら、誰もがノートパソコンをカバンに突っ込んでオフィスを飛び出した経験があるはずです。ところが、このノートパソコンとカバン（とくに手提げカバン）の組み合わせが、ビジネスマンたちをひじや手首の腱鞘炎で悩ますことになるのです。

みなさんは手提げカバンを持ち上げるとき、どんな持ち方をしていますか？　カバンの持ち手を上からつかみ、手首を手の甲のほうにグイッと曲げて持ち上げることが多いのではないでしょうか。

この動きは、パソコンのキーボードを打ったり、マウスを使ったりするときの手首の使い方と同じです。手首を手の甲側に曲げる**「伸展《しんてん》」**の動作は、ひじや手首の腱鞘炎を誘発する危険な動作の一つです。

さらに、カバンを持ち上げてからは、手首を外側に回して**「外転《がいてん》」**させ、腰の横あたりに持っていきます。外転もひじや手首の腱鞘炎にとってはよくない動作です。

カバンを持つときに何げなくやっている動作の「つかむ」「手首の伸展」「手首の外転」は、腱鞘炎にとって最悪の動作だったのです。

ひと昔前のノートパソコンは、「これでノート型？」と思うほど大きく、また重いものでした。当時のビジネスマンは、その大きくて重いノートパソコンが入った手提げカバンを持ち歩いていました。そう考えると、このころからビジネスマンの腱鞘炎が増えてきたのではないでしょうか。

技術が進むとともに、ノートパソコンは小さく軽くなりました。それはそれで腱鞘炎のリスクを低くする意味でよいことでした。

しかし、小さく軽くなったことで、それまで1台しかカバンに入らなかったノートパソコンが、少なくとも2台は入るようになりました。このことで、カバンの重量は変わらないままか、かえって重くなっているかもしれません。

さらに、最近になって、ノートパソコンよりも起動が早く、相手と画面を共有しやすいタブレットが登場しました。性能もよく、ノートパソコンを持ち歩かなくても事足りるほどです。

しかも、タブレットは、ノートパソコンよりもだんぜん軽く、ノートパソコンとタブレットを1台ずつ持ち歩けば、ノートパソコン2台を持ち歩いていた人でも不便は感じないはずです。

1台持ちの人も2台持ちの人も、ノートパソコンをタブレットに換えれば、カバンも軽くなり、ひじや手首への負担も少しは軽減されるでしょう。ところが、現実は、ノートパソコンの数は減らさず、ただタブレットが加わっただけというケースが少なくないようです。これでは、ビジネスマンの手首やひじへの負担はますます大きくなるばかりです。

ノートパソコンやタブレットがなければ仕事にならないというビジネスマンがほとんどでしょう。重い手提げカバンを持ち歩かないというわけにはいきません。

そこで、ぜひ実行してほしいことが二つあります。

一つは、**カバンを持ち上げるときに、持ち手を上からつかむのではなく、手のひらを上に向けて、持ち手を下からすくうようにして握り、手首を内側に回す持ち方にすることです。**この持ち方なら、ひじの外側への負担が少なく、ひじの腱鞘炎の発症や

腱鞘炎を予防するカバンの持ち方

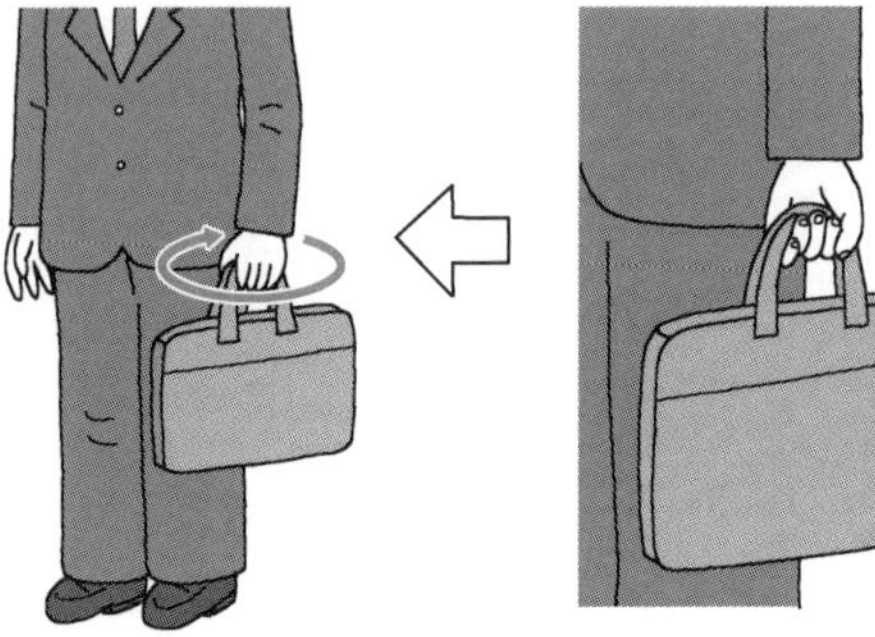

カバンを持ち上げるときは、手のひらを上に向けて、持ち手を下からすくうようにして握り、手首を内側に回す。

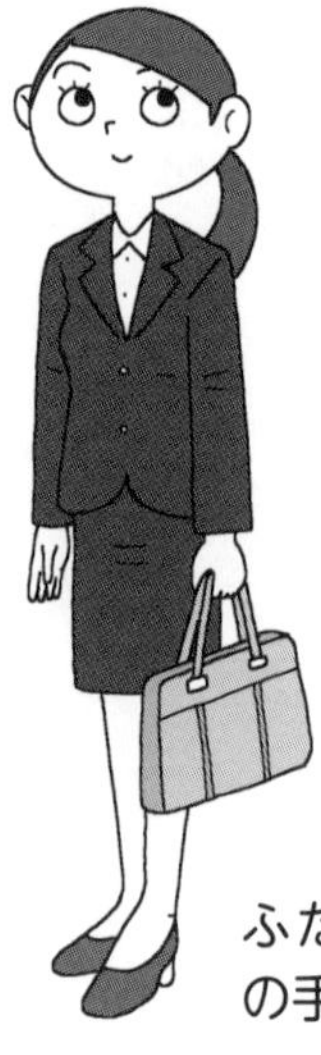

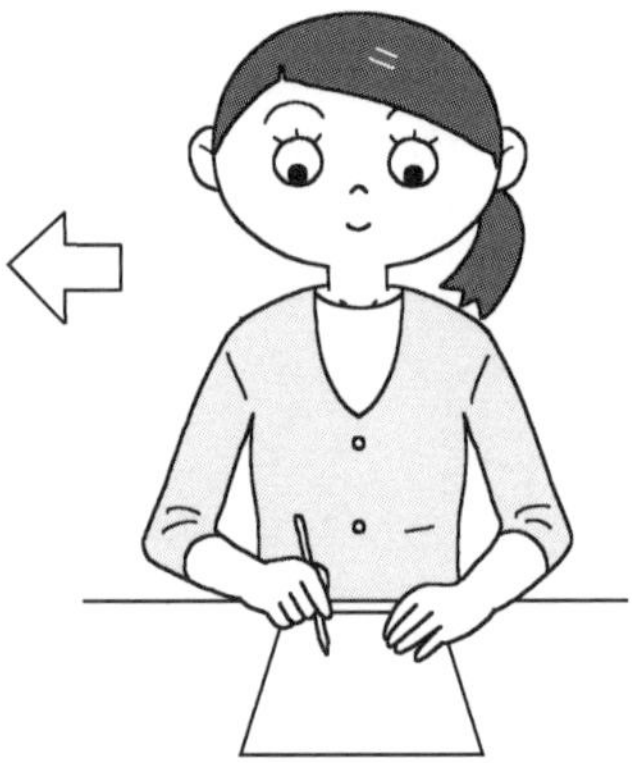

ふだん使わないほうの手でカバンを持つ。

悪化のリスクを軽減できます。

もう一つは、**ふだん使わないほうの手でカバンを持つことです。**右利きの人は右手ばかりで持ちやすいため、右手が腱鞘炎になりやすくなります。利き手を休ませるために意識して反対の手を使いましょう。

カバンを持ってからも、持つ手を入れ替えて左右均等の負担となるようにし、利き手の負担軽減を心がけてください。

包丁の持ち方を変えれば手の負担が軽減する

パソコンやスマートフォン（スマホ）の普及により、いまや国民病の一つに数えられる腱鞘炎ですが、以前は職業病といわれていました。第1章でもふれたように、ピアニストやバイオリニストなどの演奏家、ハサミを使う理・美容師、ノコギリやカナヅチを使う大工、ペンを使う小説家や漫画家などなど、手を酷使する職業の人たちにつきまとう病気だったのです。

包丁やフライパンを使う調理師も腱鞘炎の多い職業です。ただし、経験豊富なベテランの調理師になると、なるべく手に負担がかからないような道具の使い方をしているでしょう。むしろ、調理師学校の生徒やまだ修行中の人、居酒屋のアルバイトの人たちなど経験の浅い人に腱鞘炎で悩む人が多いかもしれません。

同じように、主婦も日常的に料理をする点で腱鞘炎になりやすく、実際に腱鞘炎で悩む主婦は多いものです。いわゆる専業主婦、主婦業とは別に仕事に就《つ》いている女性を問わず、家族のために毎日調理をする点では、プロの調理師と同じです。

それぞれの家庭でいろいろなケースがあると思いますが、腱鞘炎で痛むからといって休めないのが現実ではないでしょうか。

そんな主婦たちにぜひ見直していただきたいのが、**包丁の持ち方**です。包丁の持ち方は以下のようにいくつかのパターンがあります。

①5本の指で包丁の柄《え》を握って持つ
②人さし指から小指までの4本の指で柄を握り、親指を包丁の峰に当てる
③親指と中指から小指までの4本の指で柄を握り、人さし指を包丁の峰に当てる

あなたの包丁の握り方はどのパターンでしょう。

このうち、**腱鞘炎になりやすい握り方は②と③です。**

②の場合、親指を伸展して包丁を持つ形となり、それだけでも親指に負担がかかります。さらに、物を切るときにどうしても親指に力が入るうえに、包丁の刃がまな板に当たったときの衝撃を親指で受け止めなければなりません。

③のように持つと、人さし指を伸ばすために手首を手の甲側に曲げること（伸展）になります。これは人さし指を伸ばしてパソコンのマウスを持つのと同じ形です。この持ち方で手首を上下に動かして包丁を使うと、手首やひじから人さし指につながっている筋肉を酷使することになります。

①の持ち方は、手首の伸展もほとんどありません。また、物を切るときに力が入るのも、衝撃を受け止めるのも手のひら全体で、どれか1本の指に負担が集中することはありません。

とくに、カボチャなど硬い食材を切るときは、②③の持ち方は避けてください。利き手で①のように包丁を持ち、反対の手のひらを刃先の峰に添えて両手で体重をかけ、ザクリと切りましょう。

軟らかい食材を切るときは、力はそれほど使わないものの、トントントンと包丁を振る回数が多くなります。このときも①の持ち方は手首や親指、人さし指への負担が少なくてすみます。

ただし、①では包丁の刃が安定しにくく、小口切りや千切りはやりにくいかもしれません。その場合、親指と人さし指で刃元をはさみ、残りの3本の指で柄を軽く握ると刃先が安定します。

私は、パソコン腱鞘炎やスマホ腱鞘炎で悩んでいる主婦には、パソコンやスマホの

包丁の握り方

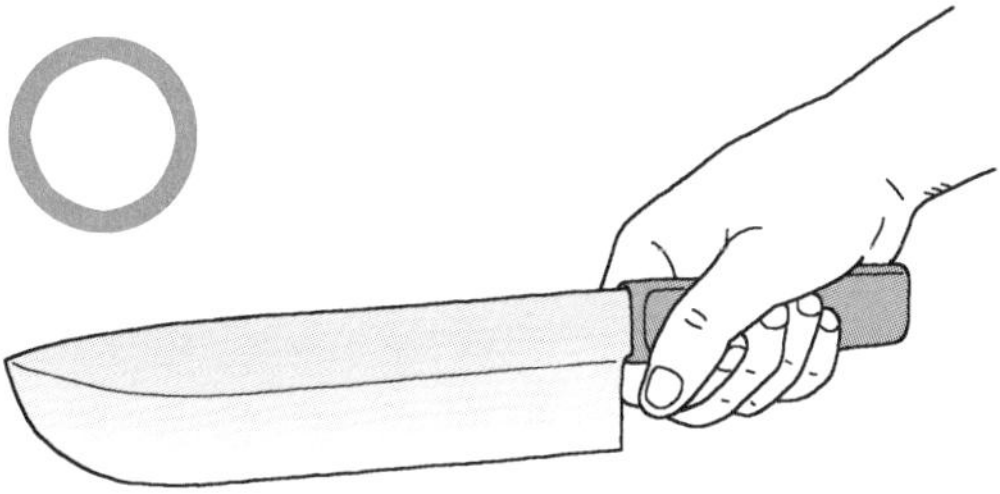

①５本の指で包丁の柄を握って持つ。

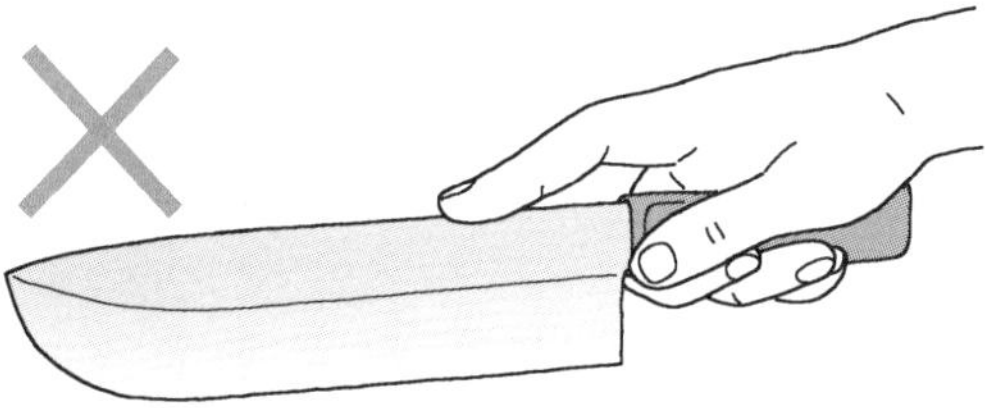

②親指と中指から小指までの４本の指で柄を握り、人さし指を包丁の峰に当てる。

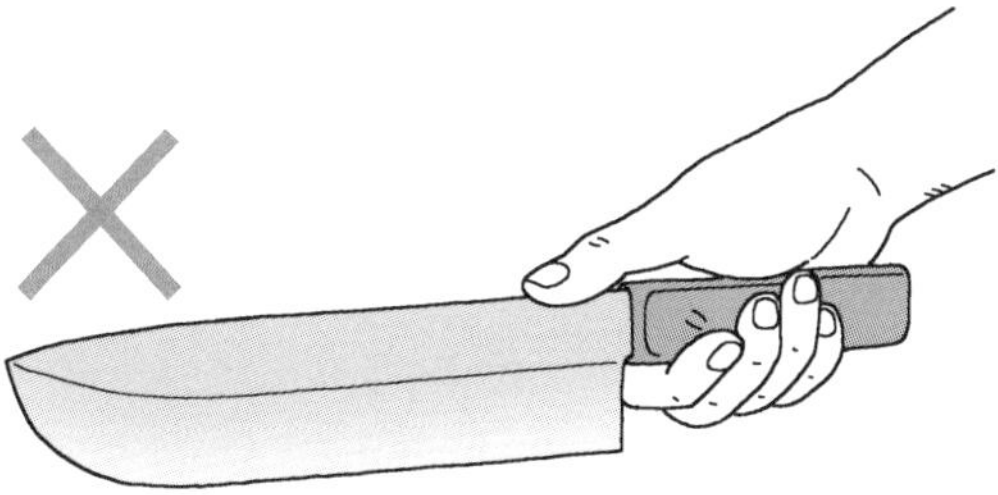

③人さし指から小指までの４本の指で柄を握り、親指を包丁の峰に当てる。

やりすぎを注意するとともに、生活術として包丁の持ち方のアドバイスをしています。実際に、包丁の持ち方を変えただけで、ほとんどの人の腱鞘炎が軽快してます。

強く握らない、ひねらない手の使い方をしよう

カバンの持ち方や包丁の握り方など、ふだんの何げない動作も、毎日のようにくり返されたり、回数は少なくても重量があるなど大きな負荷《ふか》がかかったりすると、腱鞘炎を誘発します。

これら以外にも、仕事や習慣でやりがちな動作をいくつか紹介しましょう。まさにいま腱鞘炎で悩んでいる人はもちろん、手首やひじに違和感を覚えている人、以前に腱鞘炎の経験がある人は、習慣になっている動作を見直すことをおすすめします。

●鍋のふたを裏返して置く動作

鍋のふたは、取っ手をつまんで持ち上げ、ふたの内側が上を向くようにして置くのが一般的なマナーです。しかし、このつまんで（把握して）手首を返す動きは、腱鞘炎を誘発するリスクの高い動きです。

レストランや旅行先での食事のときなどは、マナーを優先してかまいません。ただし、人の目のない自宅で調理するときには、台などを用意して、つまんで持ち上げたふたをそのまま置けるような工夫をするとよいでしょう。

●伝票をめくる動作

鍋のふたを裏返して置くのと同様の動きが、伝票をつかみ、手首を返してめくる動作です。パソコンが普及したとはいえ、まだまだ紙の伝票を使うケースも多いでしょう。薄い紙の伝票や、伝票チェックを長時間続けていると指先が乾いてめくりにくくなります。

めくりにくくなればなるほど紙を強くつまみがちです。強くつまんで手首を返す動作は腱鞘炎を誘発するので、なるべく強くつままないことが大切です。また、つまんだら手首を返さずに、そのままめくると、手への負担が少なくてすみます。紙がすべるようであれば、ゴム製の指サックを使いましょう。

●スマホを強く握る

スマホの持ち方、操作の仕方で多いのが、利き手でスマホを握り、親指で画面を操作する動作です。これは親指を酷使する点でスマホ腱鞘炎になる最も危険な動作です。同時に、スマホが手からすべり落ちないようにギュッと握るため、とくに小指に関係する筋肉に負担がかかり、ひじのスマホ腱鞘炎も誘発します。

最近はギリギリ片方の手で持てるサイズの、大きめのスマホが登場しています。小指をスマホの縁に引っかけ、手のひらをいっぱいまで広げて親指で画面操作をすることになり、よりスマホ腱鞘炎になるリスクが高まっています。

スマホを操作するときは、利き手の親指以外の指で画面操作をすることと、利き手で強く握らないことが重要です。そして、スマホの大きさにかかわらず、両手で持ち、両手の指を使うのが原則です。また、スマホの裏に取り付ける市販のリングを利用するのも、強く握らないためには有効です。

●マウスパッドが机の上ですべる

パソコンのキーボードやマウスを使うときに手首が手の甲側に曲がる（伸展）と、手首やひじに負担がかかって腱鞘炎になりやすいと述べました。加えて、マウスを使うときにマウスパッドが机の上ですべると、腱鞘炎のリスクがさらに高まります。

市販されているマウスパッドの裏側には、ゴム素材など机の上ですべらない素材が使われています。新しいうちは机にピタッと吸い付くように安定していて、表面でマウスを動かしてもずれません。

しかし、使っているうちに机とマウスパッドの間に小さなゴミやホコリが入り込み、それがゴム素材に付着して粘着力が低下します。このようなマウスパッドの表面でマ

腱鞘炎を招きやすい日常の動作とその対策

●鍋のふたを裏返して置く動作

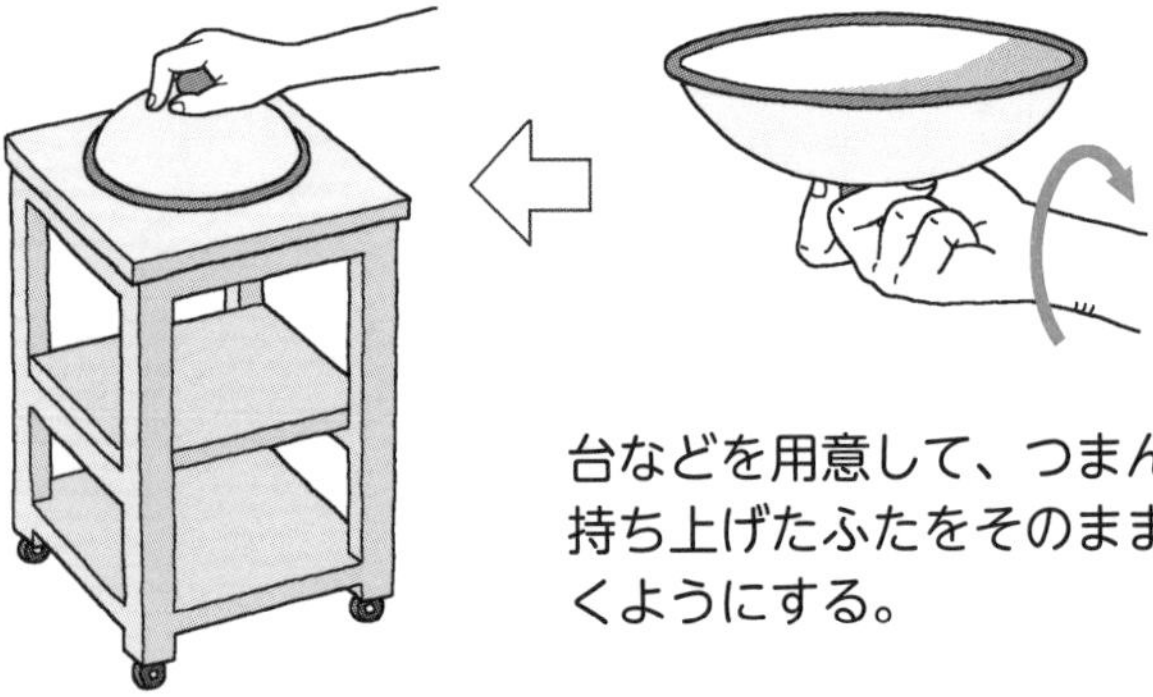

台などを用意して、つまんで持ち上げたふたをそのまま置くようにする。

●伝票をめくる動作

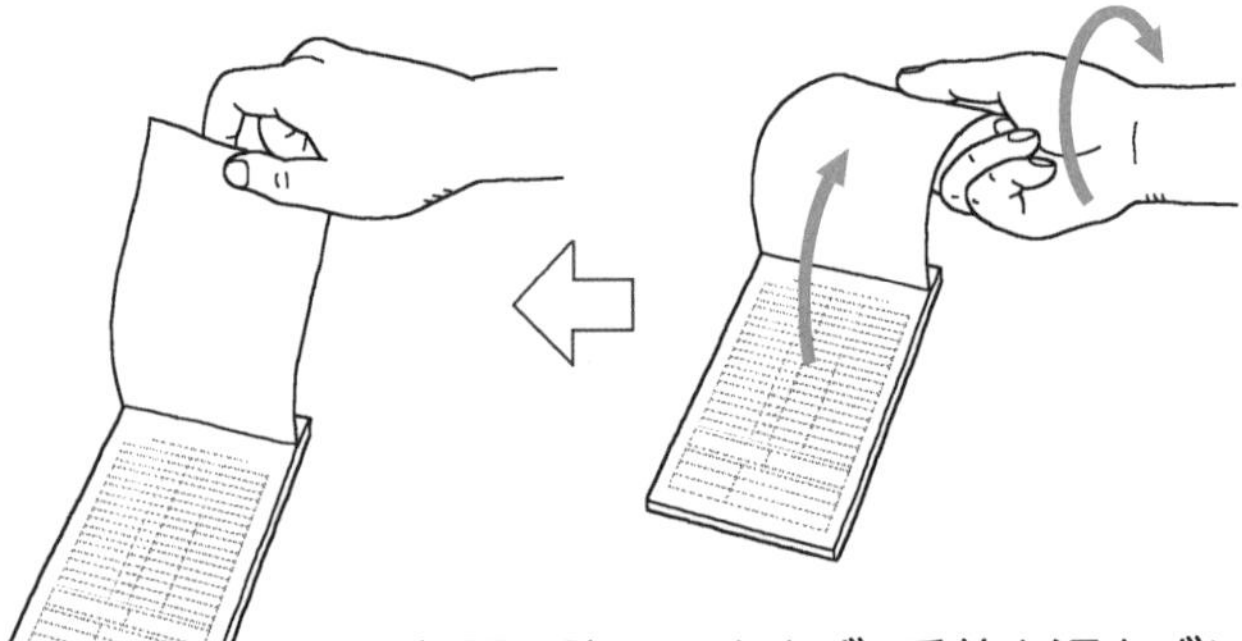
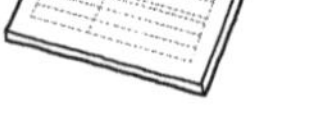

伝票は強くつままず、手首を返さずに、そのままめくる。

●スマホを強く握る

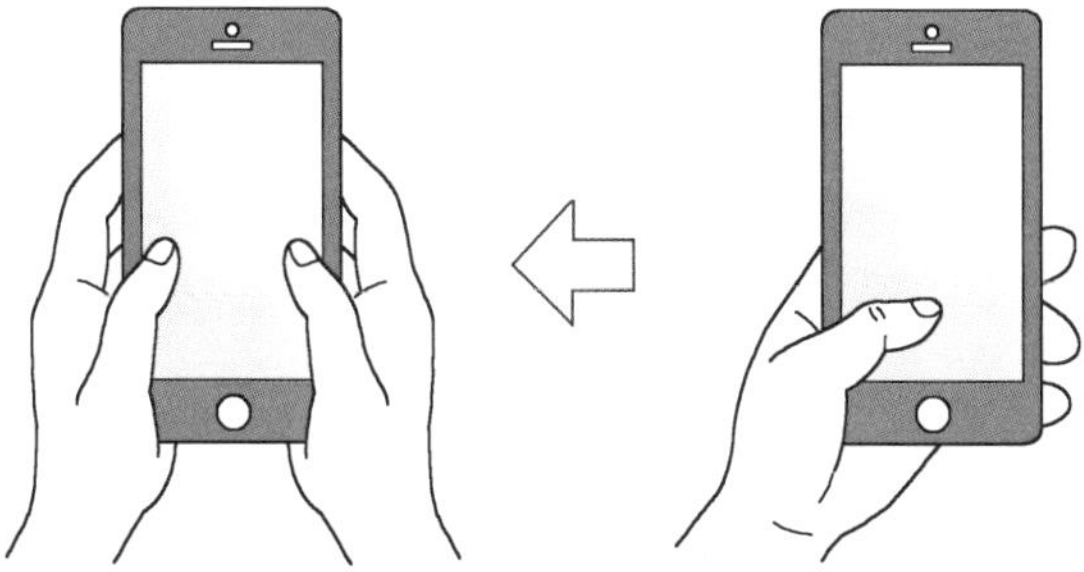

利き手の親指以外の指で画面操作をし、利き手で強く握らない。スマホの大きさにかかわらず、両手で持ち、両手の指を使う。

●マウスパッドが机の上ですべる

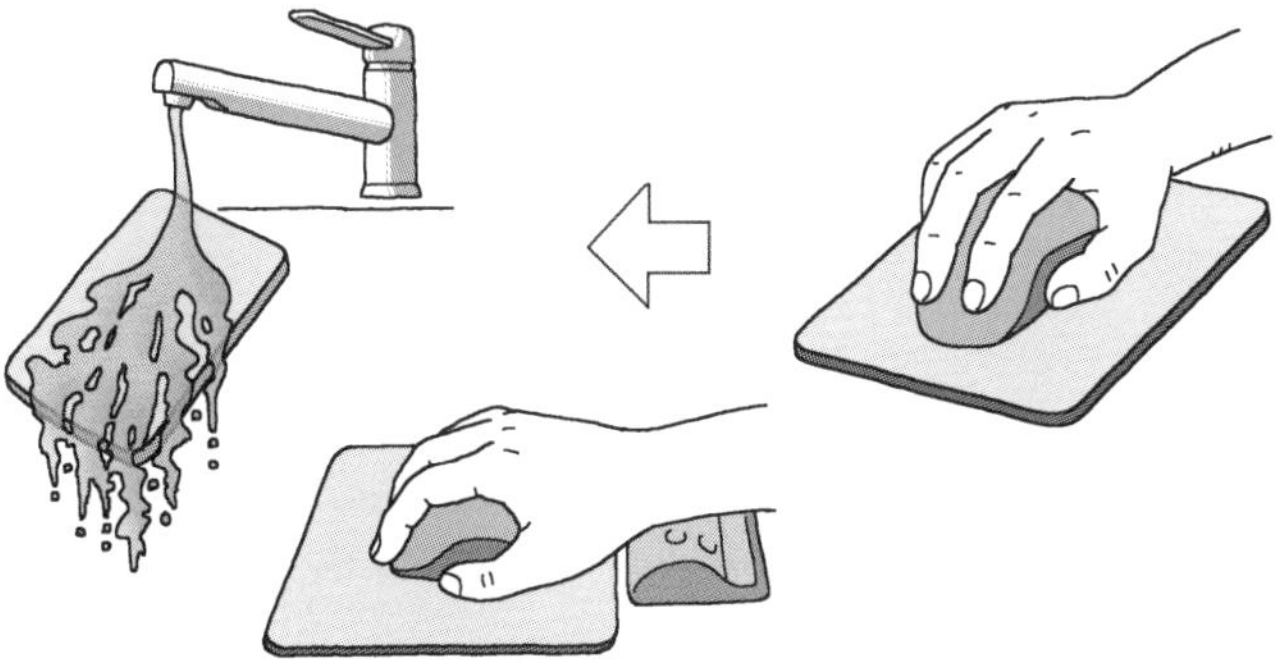

洗剤などでマウスパッドを洗い、ゴミやホコリを落とす。手首やひじの負担がかかりにくい形をしたマウスや、キーボードやマウスを使うときに手首の下に当てるクッションなどを利用する。

ウスを動かすと、マウスパッド自体がすべってポインターが思ったところをなかなか指さなくなります。

そうなると、マウスパッドが動かないようにと手首部分でマウスパッドを押さえながらマウスを使ったり、マウスを強く握ったりしがちです。ポインターの位置がなかなか定まらないため、マウスを動かす回数も多くなり、手首やひじへの負担が大きくなります。

ポインターの動きが悪くなったり、マウスパッドがずれると感じたりしたら、洗剤などでマウスパッドを洗いゴミやホコリを落としましょう。また、表面の汚れを取ることで、マウスのすべりがよくなり、手首やひじへの負担もやわらぎます。

さらに、手首やひじの負担がかかりにくい形をしたマウスや、キーボードやマウスを使うときに手首の下に当てるクッションなどを利用するとよいでしょう。

運動不足は腱鞘炎のもと

本章の冒頭で、正しい姿勢を身につけることが腱鞘炎にならない生活術の基本という話をしました。正しい姿勢とは、立ったときに骨盤が垂直で、脊椎の自然なS字湾曲があり、「気をつけ」の姿勢をしたときに、耳、肩、股関節、足首が一直線になる姿勢です。

この正しい姿勢と関係することですが、**運動不足も腱鞘炎を引き起こします。とくに柔軟性を失いやすいのが太ももの後ろ側やお尻の筋肉です。運動不足は筋肉の柔軟性を低下させます。**個人差はありますが、前屈をして指先が床につかないようであれば、太ももの後ろ側やお尻の筋肉が硬くなっている可能性が高いといえます。

柔軟性を失って筋肉は短くなります。太ももの後ろ側やお尻の筋肉が短くなると、骨盤が後ろに引っ張られて後傾します。そのままでは後ろに倒れるため、背中を丸めてあごを突き出して上を向けてバランスをとろうとします。つまり、**ネコ背**の姿勢になるわけです。

前述したように、ネコ背になると、肩が前に出て動かしにくくなり、ひじや手首、指への負担が増えて腱鞘炎になりやすくなります。

もともとネコ背は、運動不足や加齢により筋力が低下したお年寄りに多い姿勢でしたが、最近は生活が便利になりすぎて若い世代にもネコ背の人が増えています。歩ける距離を自動車で出かけたり、駅やオフィスでも階段を使わずエレベーターやエスカレーターを使ったりしがちです。ビジネスマンは座ってパソコンを使う時間が多くなり、主婦もネットショップで買い物をすませれば、外出する必要はありません。動かないことに加え、パソコン操作で手に負担がかかります。

とはいえ、運動不足の人がいきなりランニングをしたり、サッカーなどのハードなスポーツを始めたりしては、ケガをする危険があります。まずは、以下に紹介するストレッチを実行して、**太ももの後ろ側やお尻をはじめ、背中や肩など全身の筋肉に柔**

軟性を取り戻すことをおすすめします。第1章で「腱鞘炎にストレッチは禁物」と述べましたが、それは腱鞘炎が起こっている部位へのストレッチのことです。**腱鞘炎の予防のために太ももの後ろ側とお尻のストレッチはぜひ行ってください。**

●太ももの後ろからお尻にかけてのストレッチ1

❶イスに浅く座り、足の裏をしっかり床につけて、両足、両ひざをそろえる。
❷上半身を前に倒して胸とおなかを太ももに密着させ、太ももを両腕で抱きかかえる。このとき、かかとが床から浮かないよう注意する。
❸②の状態をキープしたままお尻をイスから浮かす。できるだけ、お尻を上げながらひざを伸ばし、太ももの裏とお尻を10秒間ストレッチする

●太ももの後ろからお尻にかけてのストレッチ2

❶あぐらの姿勢で左右の足の裏を合わせる

太ももの後ろからお尻にかけてのストレッチ1

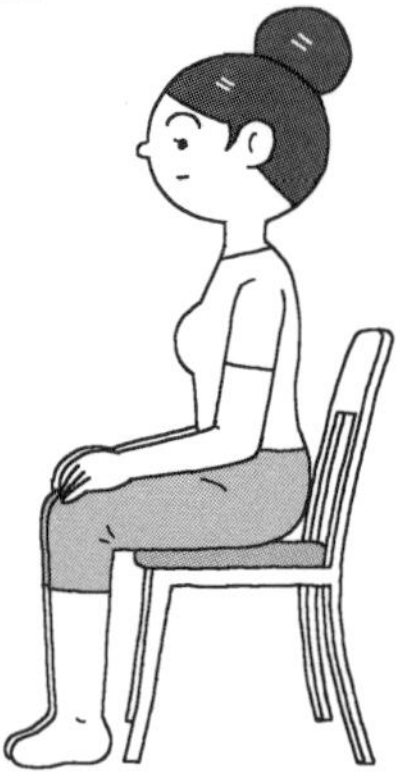

❶イスに浅く座り、足の裏をしっかり床につけて、両足、両ひざをそろえる。

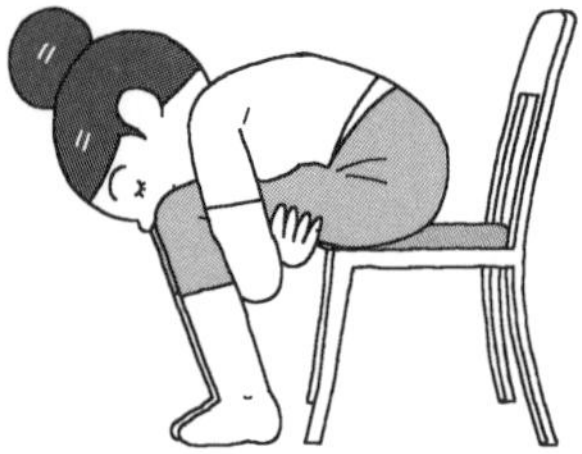

❷上半身を前に倒して胸とおなかを太ももに密着させ、太ももを両腕で抱きかかえる。このとき、かかとが床から浮かないよう注意する。

❸②の状態をキープしたままお尻をイスから浮かす。できるだけ、お尻を上げながらひざを伸ばし、太ももの裏とお尻を10秒間ストレッチする。

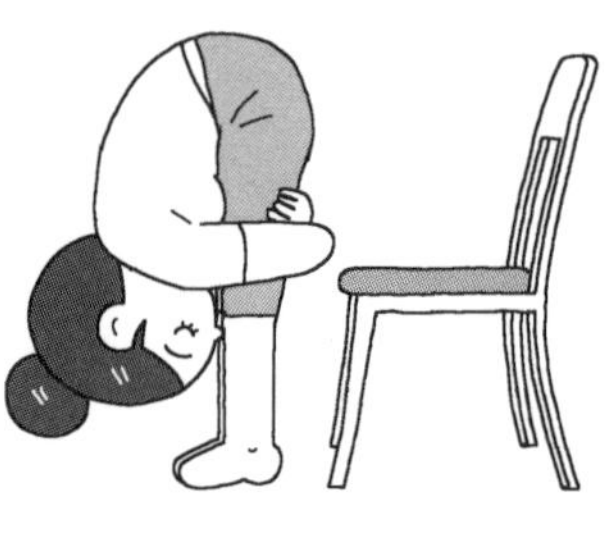

※朝、昼、夜の1日3回行う。

太ももの後ろからお尻にかけてのストレッチ2

❶あぐらの姿勢で左右の足の裏を合わせる。

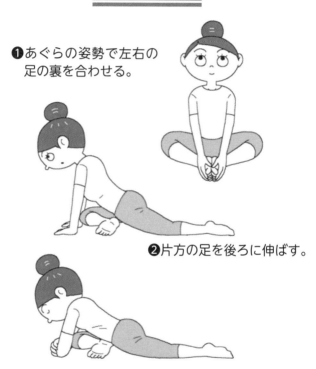

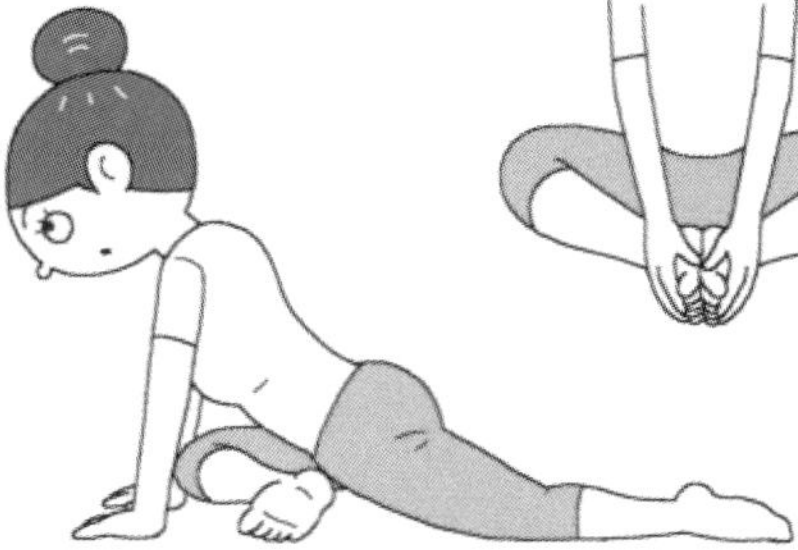

❷片方の足を後ろに伸ばす。

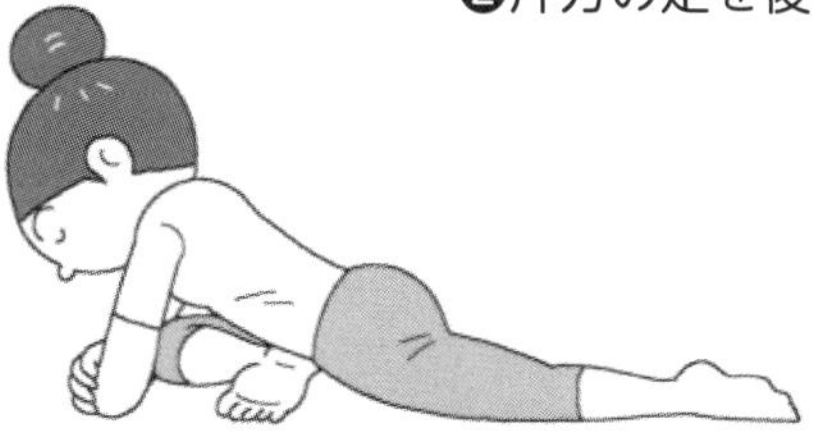

❸上半身を前に倒し、両腕を曲げ、床の上で手を組む。額を両腕につけるようにできるだけ前傾して、太ももの裏とお尻を10秒間ストレッチする。反対の足でも同様に行う。

※朝、昼、夜の1日3回行う。

❷片方の足を後ろに伸ばす
❸上半身を前に倒し、両腕を曲げ、床の上で手を組む。額を両腕につけるようにできるだけ前傾して、太ももの裏とお尻を10秒間ストレッチする。反対の足でも同様に行う

ストレッチ1と2は、朝、昼、夜の一日3回行うことをおすすめします。ストレッチで筋肉が軟らかくなればネコ背も解消し、正しい姿勢が身について腱鞘炎にならない生活の土台が出来上がります。

ストロー生活で体温を上げる

妊娠中や出産後の女性は、ホルモンバランスの変化によって腱鞘が収縮《しゅうしゅく》して内腔《ないくう》が狭くなったり、腱の柔軟性が低下したりします。このような状態で赤ちゃんの世話や

家事などをして手に負担がかかると、腱鞘炎を発症しやすくなります。

また、私は、妊娠中・出産後の女性が腱鞘炎になりやすいのは、筋肉とも関係していると考えています。

妊娠しておなかが大きくなると、当然、おなか周辺の筋肉は引っぱられて伸びた状態になります。妊娠の前後でとくに変化の大きい筋肉が、おなかの深い部分にある**腹横筋**《ふくおうきん》です。

腹横筋は、みずおちからわき腹を通って骨盤に達する筋肉で、コルセットのように内臓を保護したり、おなかが出ないように腹圧《ふくあつ》を高めたりする働きがあります。

妊娠中の腹横筋は、おなかが大きくなるにつれて引き伸ばされ、ペラペラの状態になっています。そして、出産後には、一度ふくらませた風船が急にしぼんだような状態になります。

妊娠中は、腹横筋に力を入れにくい状態になっています。エコー（超音波）による筋肉の観察では、妊娠していない人が骨盤底筋群（骨盤の底にあるハンモック状の筋肉群）に力を入れると、腹横筋にも力が入って厚みが増すのに対し、妊娠中の人は腹横筋が伸びて薄くなっているうえに、骨盤底筋群に力を入れても腹横筋が薄いままになっています。つまり、妊娠によって腹横筋の筋力が低下するのです。

腹横筋の筋力が低下すると、体の深部体温も低下すると考えられます。この体温の低下もホルモンバランスの変化に影響を与えます。出産後も筋力が落ちて深部体温が低下した状態が続きやすいため、ホルモンバランスが変化したままの時間が長くなります。そこに赤ちゃんの世話や家事などによる手への負担が加わり、腱鞘炎を誘発するのです。

ホルモンバランスの変化による腱や腱鞘への影響は、生理的なものだけに、完全になくすことはできないでしょう。赤ちゃんの世話や家事も、なかなか減らすことはできません。

腱鞘炎対策としては、腹横筋の筋力をできるだけ早く取り戻し、ホルモンバランスを早く安定させることです。

その方法としておすすめなのが、**「ストロー生活」**です。難しいことはありません。ふだんコップから直接飲んでいる飲み物を、ストローで吸って飲むだけです。

腹式呼吸《ふくしきこきゅう》では、息を吸うときにおなかをふくらませ、息を吐《は》くときにおなかをへこませます。それとは反対に、息を吸うときに意識しておなかをへこませるのがストロー生活での呼吸法です。

飲み物をストローで飲むときは、チューチュー、ゴクゴクと飲んでもかまいませんし、スーッと吸い込んで飲み物をいったん口に入れてから飲み込んでもよいでしょう。どちらの方法でも、飲み物を吸うときに意識しておなかをへこませることが大切です。

おなかをへこませるときには腹横筋が働きます。ストロー生活で腹横筋を使うことで、弱っていた腹横筋の筋力がつきます。筋力がつくと深部体温が高くなり、これによりホルモンバランスが安定してきます。

ただ息を吸いながらおなかをへこませるよりも、ストローを使って息を吸うときにおなかをへこませることを意識したほうが、より確実に実行できます。

なお、ストロー生活を行うときは、お茶やコーヒーなど熱い飲み物は避けてください。湯飲みやマグカップで飲むときは空気もいっしょに口の中に入ってくるので、熱さをあまり感じません。しかし、ストローで吸うと飲み物だけが口に入るのでヤケドをする危険があります。

また、ストローで吸うときに力が必要な飲み物のほうが効果的です。スムージーは飲むのに力が必要ですが、糖分が多いなどおすすめできないものもあります。トマトジュースや野菜ジュースなど、少しとろみがあって成分面でも安心できる飲み物がおすすめです。

第4章

腱鞘炎を自分で治した体験者の報告

パソコン操作の時間が倍増して発症した手首の激痛がその場で完全に消え重いカバンもラクラク持てる

阿部修士《あべしゅうじ》さん
会社員・38歳

湿布とぬり薬を使ってもまったく変化なし

私はプログラミングの仕事をしています。プログラミングの主な内容は、顧客企業のコンピュータのシステムを開発したり、業務で使うためのソフト開発や、ホームページの構築をしたりと、パソコンを使う機会が非常に多い業務です。

その一方で、私は会社の制度を利用して、就業後や休日に個人でウェブコンサルタントやコピーライターの仕事をしています。こちらは中小の企業や個人商店などに対して、ホームページや広告・チラシの内容を提案して制作する仕事で、これもまたパソコンを使って仕事をします。

会社員と個人で二つの仕事を持ち、ダブルワークの生活を始めたのは、2017年に入ってすぐのことです。オフィスと自宅の往復というごく普通の生活から、プライベートの時間を使って仕事をするようになったため、働く時間も増え、同時にパソコンに向き合う時間も長くなりました。

このように物理的にパソコンを使う時間が倍近くまで増えたことが災いしたのでしょう。2月の終わりころに急に右手首に激痛が走るようになりました。

振り返ると、もっと以前から手首が重かったり、熱っぽく感じたりと、何かジワジワする感じがありました。このときすでに腱鞘炎《けんしょうえん》になりかかっていたのだと思います。しかし、痛みを感じるわけではなかったので、病院で診《み》てもらうこともなく放置していました。

右手首に激痛を感じてからは、少し動かすだけで痛みが走り、パソコンのキーボードが打てなくなるまではあっという間でした。それこそ朝に痛みを感じ始め、その日のうちにキーボードが打てなくなってしまったほどのスピードでした。

余裕のある時期なら、「もう少し様子を見ようか」と思ったかもしれません。しかし、そのころはちょうど仕事の納期の時期で、ぎりぎりのスケジュールで進めていました。一日たりとも仕事を遅らせるわけにはいかないので、「これはまずい」と、とにかく病院で診てもらうことにしました。

病院では、どんなときにどこに痛みがあるのかを説明し、いろいろな検査を受けました。その結果、私は「テニスひじ」と診断されました。

私はテニスをまったくやりません。それにもかかわらずテニスひじといわれたのが、とても不思議でした。そのことを医師に話すと「テニスひじは、ひじの腱鞘炎の別名なんです」と説明され、ようやく納得がいきました。

病院では湿布《しっぷ》とぬり薬を処方されて、「これで様子を見てください。どうしても痛ければまた来てください」といわれました。

ところが、湿布とぬり薬を使っても腱鞘炎の症状にまったく変化はありません。納期までの2〜3日はもちろん出社しましたが、ペンで文字やデザインの下絵を描くときは左手を使い、パソコンのキーボードで打ち込む作業は部下に代わってもらい、どうにか納期に間に合いました。その間は、手をあまり使わない仕事をさせてもらっていました。

私は病院を毛ぎらいしているわけではありません。しかし、今回の腱鞘炎に関しては、この治療法で大丈夫なのか、疑問がわきました。そこで、インターネットで「テニスひじ」を検索したところ、高林孝光《たかばやしたかみつ》先生の治療院がヒットしたのです。

実は、高林先生の治療院の近くにお客さまがいて、これまで何度か治療院の前を通りかかっていました。そのときは腱鞘炎ではなかったので、とくに気にとめていませんでした。

私の自宅は東京の南側の世田谷区にあり、会社は中央の港区にあります。東京の北側の足立区にある治療院へ行くには、いずれにしても東京を縦断しなくてはなりません。その点で少しちゅうちょしたのですが、以前にお客様からよい治療院だと聞いていたこともあり、仕事で近くに行ったついでに見てもらうことにしました。

ひじと手首の両方に原因があると判明

治療院では、ひじを曲げたり伸ばしたり、イスを持ち上げたり、先生に押さえてもらっている指を持ち上げたりと、いろいろなテストをしました。握りこぶしを曲げるテストもしました。

その結果、私の場合、ひじの腱鞘炎と手首の腱鞘炎の両方があることがわかったのです。そして、プラグをコンセントに差し込んで突っぱった状態になっているコードをゆるめるような治療を行うと説明されました。

高林先生にやっていただいた治療は、手の甲のマッサージです。マッサージをしてもらった時間は2〜3分だったでしょうか。とても心地よかったのを覚えています。

マッサージが終わると、なんと、手首に感じていた腱鞘炎の痛みがほとんどなくなっていました。先生に「カバンを持ってみてください」といわれて持つと、不思議なことにまったく痛くないのです。

私のカバンにはいつもノートパソコンが2台入っています。仕事の書類なども入っていて、かなりの重さです。腱鞘炎になってから、無意識にカバンを右手で持ち上げようとすると激痛が走り、あわてて左手で持ち替えていました。

先生にカバンを持つようにいわれたときも、激痛が走るのではないかと心配でした。しかし、右手で持ち手を上から握り、手首をグイッと曲げてもまったく痛みを感じないのです。このことで、コンセントとコードの説明が実感できました。

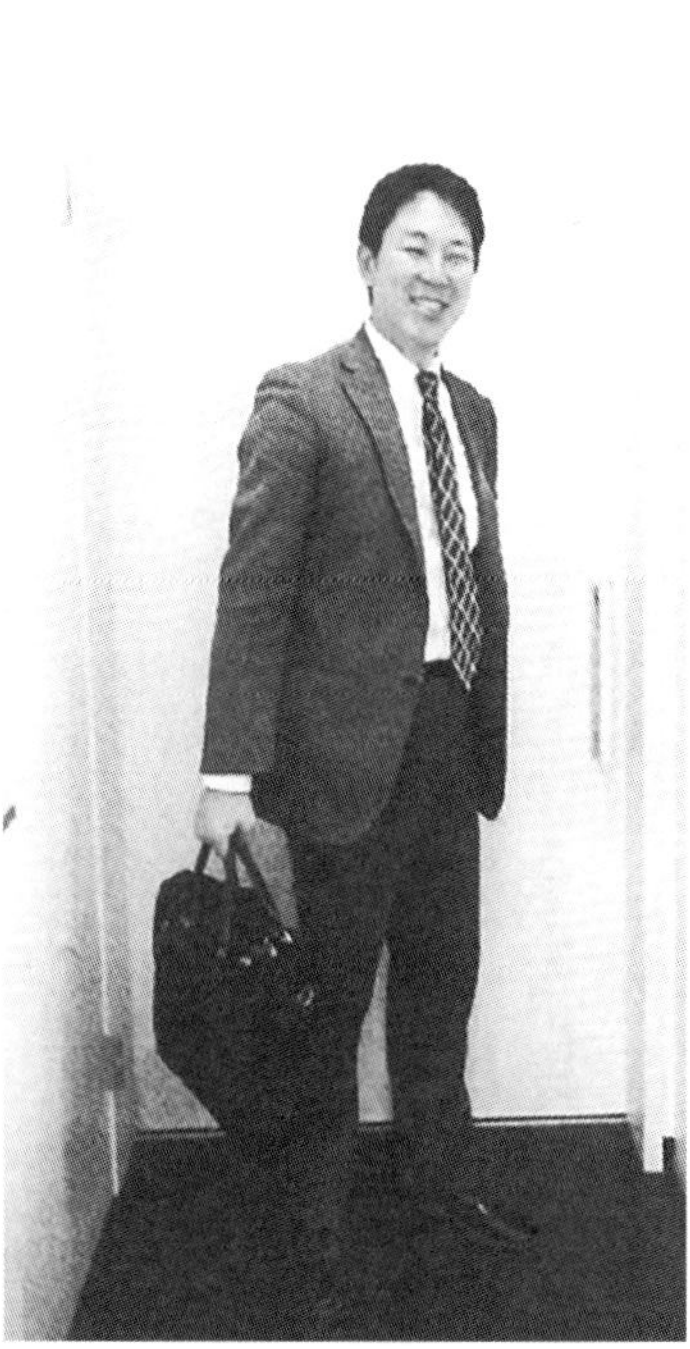
「パソコン2台も苦になりません」

私の場合、腱鞘炎の症状がその場でほとんど解消しましたが、油断は禁物と、先生に教わったマッサージをセルフケアとして続けています。

マッサージは、中指と中指の延長線にあたる手の甲部分、手首の親指側のグリグリから親指にかけてを、反対の手の親指の腹でもみほぐしています。

相変わらずパソコンをよく使うので、仕事の前や休み時間が終わって仕事を再開するときは必ずマッサージをしています。また、カバンが重いのも相変わらずですが、持ち手を下からすくい上げるように持ったり、右手だけでなく左手でも持ったりして、酷使《こくし》しがちな右手をなるべく休めるように心がけています。

現在、治療院では月1回ほど手の状態をチェックしてもらい、セルフケアのアドバイスをしてもらっています。

腱鞘炎の痛みがあっという間に取れ、同僚や部下への迷惑が最低限ですんで、とても感謝しています。パソコン、スマートフォン（スマホ）に限らず、手の使いすぎには注意し、カバンの持ち方など何げない動作にも心を配って、二度とあのつらい腱鞘炎の痛みに悩まされないようにしたいと思います。

高林先生のコメント

阿部さんはパソコンを使うことが仕事のプログラマーで、もともと手に負担がかかっていたうえに、個人の仕事でもパソコンを使うようになったため、負荷が倍増し、あっという間に腱鞘炎を発症しました。長い時間、パソコンで手の特定の部位に継続的に負担をかけたのが原因で起こった、典型的なパソコン腱鞘炎といえるでしょう。

阿部さんの場合、テニスひじと診断され、ひじの腱鞘炎は判明しましたが、病院では手首の腱鞘炎は疑わなかったようです、私は手首に痛みがあっても、ひじの腱鞘炎のテストを必ず行い、病院などでテニスひじと診断された場合も、手首の腱鞘炎のテストを行います。

これは、痛みを感じる部位と、痛みの原因になっている部位が違う場合が少なくないからです。原因のある部位に治療を施《ほどこ》さない限り、症状は改善しません。そのために、原因は手首だけなのか、ひじだけなのか、阿部さんのように両方あるのかを見極め、さらにひじや手首やひじのどの筋肉に原因があるのかを突き止めることが重要です。

ひじや手首の腱鞘炎は、プラグをコンセントに差し込んだ電源コードが引っぱられた状態と同じで、使いすぎた筋肉が緊張して突っぱっています。そして、コンセントの部分で痛みが出るのが腱鞘炎の症状です。

マッサージは、引っぱられた電源コードをゆるめるため、つまり、緊張して突っぱった筋肉をゆるめ、痛みを解消するために行います。阿部さんに対しても、突っぱっている筋肉を特定したうえでマッサージを行ったところ、その場で痛みがほとんど消えました。もちろん、誰もがそのように瞬時で痛みがなくなるとは限らず、1〜2週間で徐々に痛みがなくなるケースがほとんどです。しかし、阿部さんのように、その場で痛みがなくなる人も決してめずらしくはありません。

阿部さんは症状の改善がとても順調だったため、テーピングによる筋肉の固定はしていません。しかし、マッサージをして筋肉をゆるめたあとは、筋肉がゆるんだままの状態を維持し、再び突っぱらないようテーピングで固定するのが一般的です。

阿部さんはいつも重いカバンを持ち歩いていて、しかも持ち手を上から握って手首を返すように持ち上げていました。この握って手首を返す動きは腱鞘炎を誘発します。ふだんパソコンやスマホを使いすぎている人は、絶対に避けてほしい動きです。

阿部さんは腱鞘炎の症状が改善してからは、カバンを持ち上げるときの手の使い方など、日常の行動に気を使っているようです。カバンの持ち方に限らず、日常生活を見直して特定の部位の使いすぎを避けることは、腱鞘炎にならないための最初の一歩といえます。

ぜひ、マッサージによるセルフケアと、使いすぎに気をつけて、つらい腱鞘炎の痛みを二度と味わわないよう心がけてください。

ひじに感じていたピリッとした痛みが1分で軽快し1週間後には完治して仕事も草野球も絶好調

沢村勇紀《さわむらゆうき》さん
会社員・32歳

ひじの外側にピリッとした痛みが走る

私が右ひじに違和感を覚えるようになったのは、2017年に入ってすぐのことです。具体的には、右手の二の腕の外側で、ひじに近いところに痛みが走るようになりました。

私はスポーツや教育関係のDVDを制作する仕事をしています。撮影に立ち会ったり、編集をしたり、また、インターネットで販売するためにブログに記事を書いたりなど、いろいろな業務を行っています。

ひじが痛むのは主に仕事中です。撮影したビデオの編集やブログへの書き込みなどパソコンを使うときに、痛みを感じることがよくありました。

とくにキーボードを打ったり、マウスを操作したりしたあとに下を向いている手のひらを上に向けるような動きや、手首を甲側に曲げる動きのときに、ピリッとした痛みが走るのです。

ピリッとするので気にはなりますが、仕事に支障が出るほどの痛みではありません。それにスポーツ経験者でもあるため痛みには比較的強く、少々の痛みは気にしないクセがついていていました。

そのため、痛みを感じつつも「しばらくすれば消えるだろう」とたかをくくって、何もせずにほうっておきました。

しかし、半月たっても1ヵ月たっても、痛みは強くなることもありませんが、消えることもなく、ピリッピリッという感じが続いたままでした。

そろそろ痛みが気になり始めた2月中旬に、ちょうど東京へ出張の機会がありました。私は奈良県在住ですが、撮影や営業のため、東京へ行くことがよくあります。出張の最中、仕事先の人と雑談になったときに、何げなく「最近、ひじに痛みを感じる」と話しました。すると、「それは腱鞘炎《けんしょうえん》かもしれない。よい治療院を知っているから見てもらったら」とすすめられたのが、高林孝光《たかばやしたかみつ》先生の治療院でした。

私は出張の空き時間を利用して、高林先生に見てもらうことにしました。東京への出張が多いとはいえ、1ヵ月に何度も来るわけではありません。それに、この機会を逃したくない理由がありました。

というのも、私は草野球をやっていて、いろいろなポジションで試合に出ます。ピッチャーもやっていますが、ひじに違和感や痛みがあると投球に影響が出てチームに迷惑をかけます。

ひじが痛み始めたのが冬で、野球はオフシーズンでしたが、1ヵ月ほど先からはシーズンが始まります。ひじの痛みが仕事に影響が出ても困りますが、草野球シーズンの開幕に間に合わないほうが気になったのが正直なところです。

「こんな短時間で、簡単に痛みが取れるの？」

治療院では、いくつかテストを行いました。人さし指から小指までの4本の指をそれぞれ先生に押さえてもらい、押し返すテストでは、中指と薬指でやったときに痛みを感じました。

その結果、私はひじの腱鞘炎で、中指と薬指を動かす筋肉に原因があることがわかりました。

そして、中指と薬指の手の甲側のつけ根を中心にマッサージをしていただきました。手の甲をマッサージされたときは、「あれ？　こんなところをマッサージして痛みが取れるのかな？」と半信半疑でした。それまで、接骨院などで何度も治療やマッサージを受けてきましたが、たいていは痛む部位の近くを治療してもらっていました。それが、痛みのあるひじではなく手の甲をマッサージされたので、「大丈夫かな？」と思ったのです。

しかし、そんな心配はすぐに吹き飛んでしまいました。1分間ほどマッサージしてもらったあとに、手首をいろいろな方向に曲げたり、ひじを曲げ伸ばししたりしても、痛みをまったく感じなくなったのです。「こんな短時間で、簡単に痛みが取れるの？」と、魔法でもかけられたようでした。

その日は、マッサージのやり方を先生に教わり、出張の間、手の空いたときに、自分で中指や薬指の手の甲側のつけ根や手の甲全体をマッサージしました。また、出張が終わってからは、仕事の前や時間の空いたときにマッサージを続けました。

すると、1週間ほどたったころに、ひじの痛みが完全になくなったのです。キーボードを打ってもマウスを使っても痛みはなく、手首を返すような動作をしても、以前のようなピリッとくる感覚がまったくありません。

その後は、仕事に集中してキーボードを長時間打ったあとなど、少し手がだるくなったときにマッサージをしています。それだけでも手の調子がよくなり、仕事もストレスなしにはかどります。

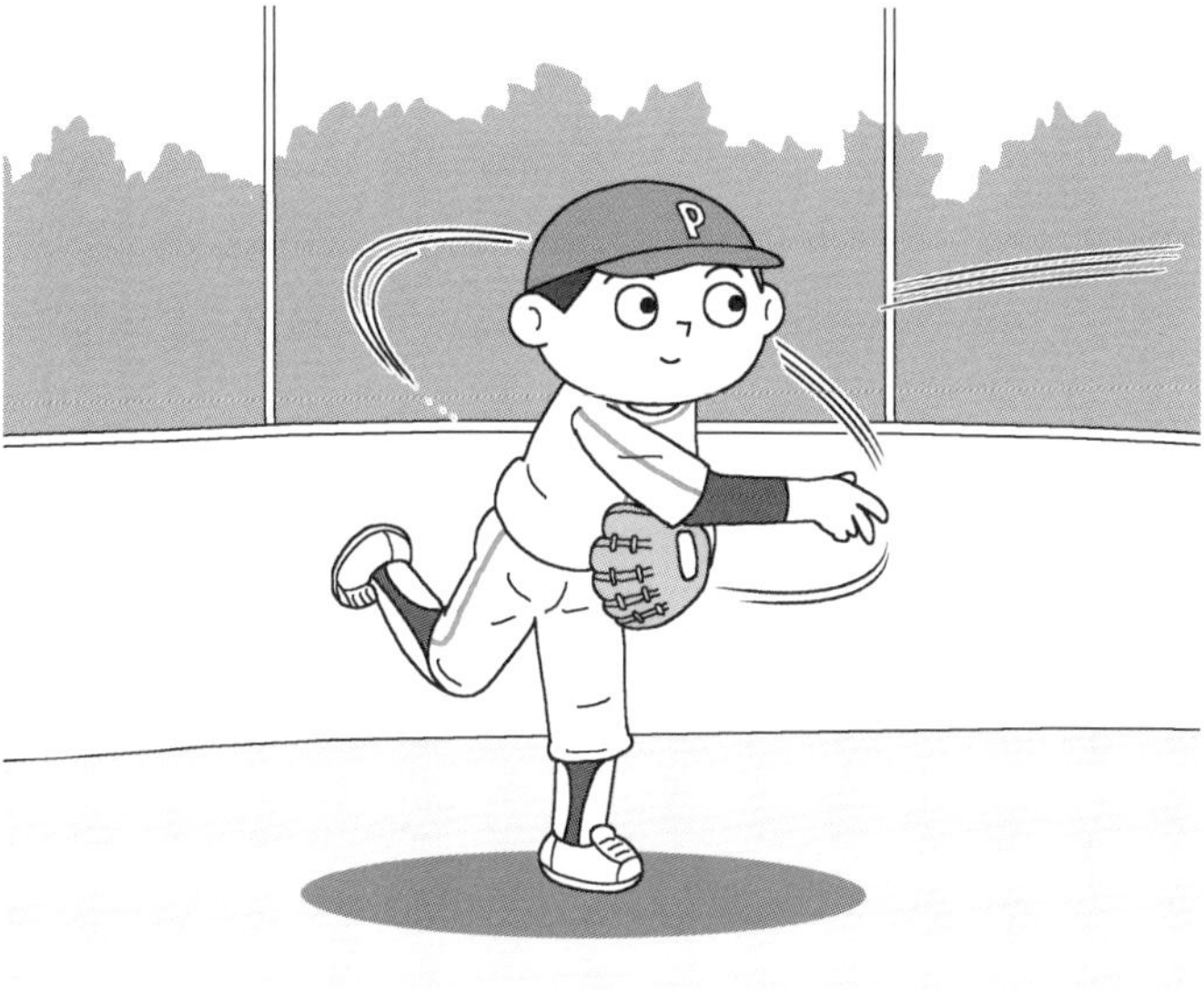

思いっきり送球しても手首が痛まない！

春になって草野球のシーズンが始まり、3月下旬に試合がありました。そのときもボールを投げたりバットを振ったりと、手首を強く使いましたが、プレーにはまったく問題ありませんでした。

私の場合、腱鞘炎の症状があまり進まないうちに高林先生に出会うことができて、とてもラッキーだったと思います。先生に教わったセルフケアを忘れずに続け、商売道具であり遊び道具である手を大事にしていきたいと思っています。

高林先生のコメント

腱鞘炎をコンセントとコードにたとえると、コードが筋肉で、コンセントと差し込みプラグの接点で腱鞘炎が起こっていると考えられます。

このときコードは引っぱられた状態にあります。つまり、筋肉が使いすぎで収縮《しゅうしゅく》し、突っぱっているのです。

炎症が起こって痛みが出ているのはコンセントとプラグの接点です。しかし、沢村さんが過去に経験したように、痛みのある部位をマッサージすると炎症が悪化し、痛みが強くなる危険性があります。

同様に、引っぱられているコードをストレッチでさらに引っぱると、コンセントとプラグの接点に負担がかかりショートする恐れがあります。

そのため、痛みのある部位に治療を施《ほどこ》したり、ストレッチで筋肉を伸ばしたりするのではなく、突っぱっている筋肉をゆるめる必要があるのです。

人さし指から小指までの4本の指には、ひじの外側から延びている筋肉がつながっています。沢村さんは四指伸展《しんてん》テスト（66ページ参照）で中指と薬指につながる筋肉が痛んでいることがわかりました。

そのため、中指と薬指の手の甲側のつけ根や、その2本の指の延長線上の手の甲部分をマッサージして筋肉をゆるめました。1本の指について30秒ほどマッサージをすると収縮していた筋肉がゆるみ、ひじに出ていた痛みが改善しました。

沢村さんは、ひじに違和感やピリッとした痛みを感じ始めて1ヵ月半ほどで来院されました。個人差はありますが、痛みがそれほど強くなく、腱鞘炎の症状が進行していなかったことも早い改善につながったのでしょう。

セルフケアで行うマッサージは簡単で、しかも短時間でできます。本書で紹介したテストで自分の腱鞘炎のタイプを見極め、仕事や家事、スポーツなどで手を使う前後に、ぜひ手のセルフケアを行ってください。

眠れないほどのひじと手首のズキズキした痛みが2週間でほとんど消え仕事も育児もますます楽しくなった

荒井和也《あらいかずや》さん
会社員・39歳

書類のページをめくるたびに「痛い！」

私が右ひじに違和感を覚えるようになったのは、2017年3月の終わりころです。私はコピーライターの仕事をしている関係で、パソコンを一日6〜7時間使います。違和感を覚えるのは、利き手の右手でマウスを動かすときです。マウスの操作で手首を手の甲側に曲げるときに、ピキッという感覚でひじに痛みが走るのです。

仕事柄、右手はマウスとキーボードを行ったり来たりをくり返します。しかし、同じくマウスを操作しても痛みが出ないこともあり、手首を手の甲側に曲げるときというピンポイントでピキッとするので、「疲れているのかな」と思い、それほど気にせずに仕事を続けていました。

ところが、2週間もすると、痛みが徐々に強くなってきました。最初の1週間はがまんできる痛さでしたが、2週間めには、手を動かすときはもちろん、何もしないでもズキズキと痛みが続くようになりました。

さらに、痛みが手首のあたりまで広がってきて、書類を棚から取り出したり、書類のページをつまんでめくったりするときに、「痛い！」と感じるようになりました。スマートフォン（スマホ）を操作するときも、同じように手首に痛みが走ります。

そこで、自宅近くの整形外科で診《み》てもらったところ、「そのひじの痛みはテニスひじですね」といわれました。私はテニスをしないので、テニスひじといわれても最初はピンときませんでした。医師からくわしい説明を受けて、ようやく「ひじの腱鞘《けんしょう》炎《えん》」であることが理解できました。

その後、整形外科には2ヵ月ほど通い、電気治療をしてもらったり、湿布《しっぷ》やぬり薬を処方してもらったりしていました。しかし、腱鞘炎の症状はいっこうによくなりませんでした。

仕事上でいちばん困ったのは、パソコンのキーボードを早く打てないことです。私はキーボードを強く打つタイプですが、ひじが痛むのでいつもの調子が出ず、ミスタッチや誤変換などでスピードが出ないのです。

キーボードを打つのに時間がかかるということは、仕事が進まず、それだけパソコンの前にいる時間が長くなります。ミスタッチなどでキーを打つ回数も増え、治療しているにもかかわらず、むしろ痛みが強くなった気がします。痛みでなかなか寝つけない日もありました。

「病院で治療してもらって治らないものは、治らないのかなあ」とあきらめの気持ちも半分ありましたが、それでも何かよい方法はないかとインターネットで調べていたところ、高林孝光《たかばやしたかみつ》先生の治療院を見つけました。

治療院のホームページには、「ひじの腱鞘炎（テニスひじ）の原因になる筋肉は何種類かある」と書いてありました。そんなことは整形外科ではいわれていなかったので、反対に興味が出て高林先生の治療院にうかがうことにしました。

「整形外科に通った2ヵ月は何だったんだろう」

治療院では、イスを手首だけを使って持ち上げたり、下に向かって押された指を押し返したり、こぶしを握って小指方向に手首を曲げたりといった何種類かのテストをしました。その結果、私はひじの腱鞘炎と手首の腱鞘炎の合併型だとわかったのです。

先生は、「ひじの痛みをやわらげるマッサージをしましょう」といいました。私はてっきり、ひじをマッサージするのかと思っていましたが、ひじとはまったく違う部位をマッサージされたので驚きました。手の甲側の中指のつけ根あたりを、親指の腹でもみほぐすようにマッサージされたのです。また、手首の痛みのためのマッサージも、手首の親指側にあるグリグリから親指にかけてを同じようにもみほぐすものでした。

最初は「違うところをマッサージして大丈夫なのかな」と、少々疑っていました。

しかし、2〜3分ほどマッサージをしてもらうと、眠れないほどの痛みがかなり楽になったのです。以前の痛みに比べると、7割程度は少なくなった感じでしょうか。

おかげで、スマホをちょっと操作するだけなら全然問題なく、パソコンも少しキーボードを打つくらいなら気になりません。先生には、「手を使う前に必ずやってください」といわれたので、仕事の前後など、一日3〜4回、自分でマッサージしました。

こうしてマッサージを1週間続けているうちに、痛みはどんどん楽になってきました。そして、2週間後には、以前と同じようにパソコンを長時間使ったり、書類をめくったりしても、まったくといってよいほど痛みを感じなくなったのです。

腱鞘炎の痛みがなくなって、仕事以外にもうれしいことがあります。わが家には生後8ヵ月の娘がいて、私がお風呂に入れることになっています。腱鞘炎の痛みがあった時期には、娘を抱き上げるときや、耳に水が入らないよう指で娘の耳を押さえるときに、手首や親指に痛みを感じていました。

それが、手の甲のマッサージをするようになってから、手首も親指も痛まなくなり、

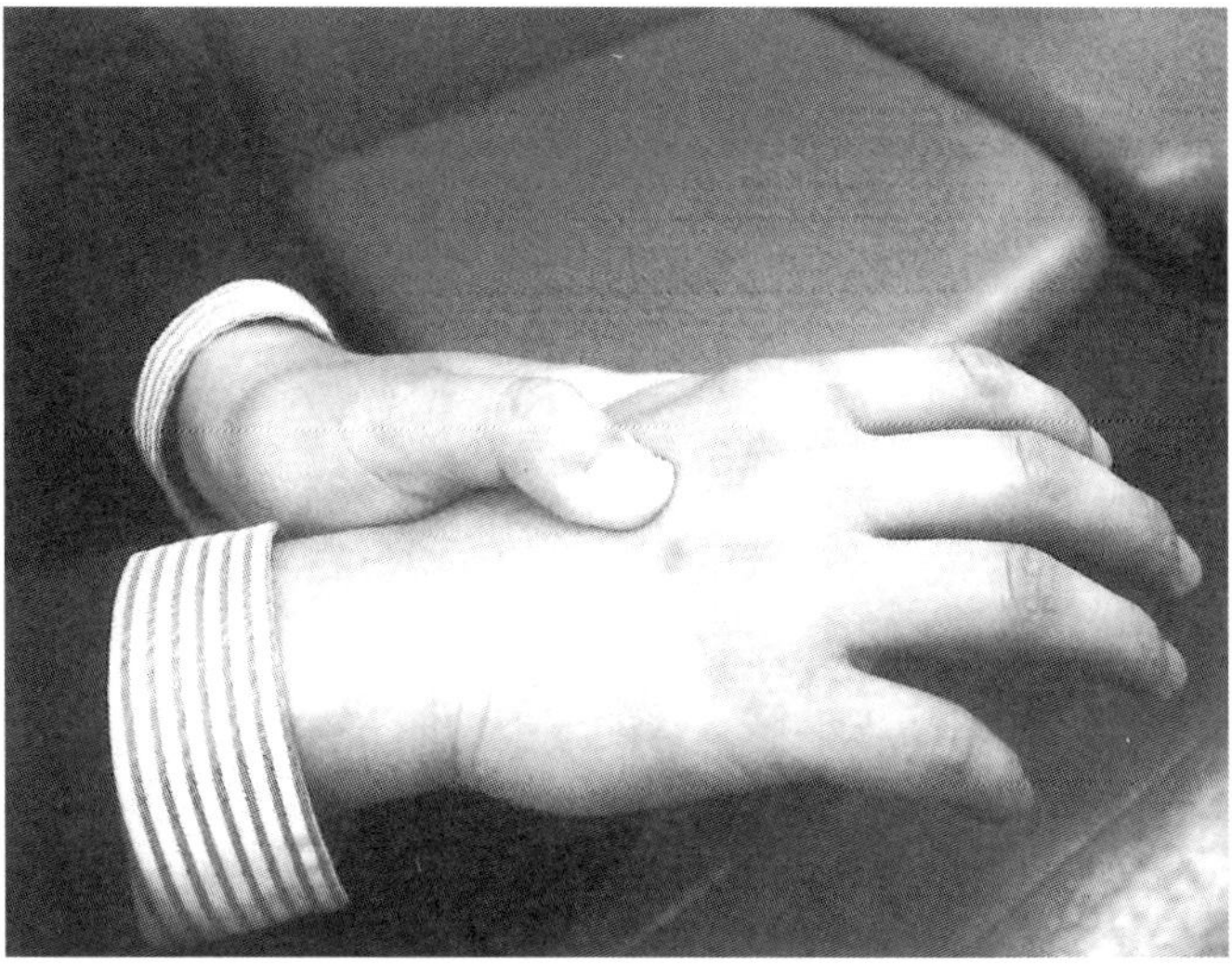

手の甲側の中指のつけ根付近をマッサージした

娘を抱き上げる回数が増え、入浴時間がとても楽しくなりました。

現在も腱鞘炎の痛みがぶり返すことはありません。けっきょく、1回の治療とセルフケアを2週間続けただけでよくなったのです。「整形外科に通った2ヵ月間は何だったんだろう」と思うほどです。

マッサージは毎日1〜2回、仕事の前後に続けています。また、手首やひじに極力負担がかからないようキーボードをやさしく打ったり、マウスの操作に気をつけたりしています。

高林先生のコメント

荒井さんは最初に右ひじに違和感を覚えてから、ジワジワと痛みが強くなっていき、2週間後にはがまんできないほどの痛みを感じるようになりました。違和感の段階で手を休める対策をとっていれば、悪化は防げたかもしれません。

しかし、荒井さんのように仕事でパソコンを多く使う人は、なかなか手を休められないのが現状です。そんなときに、手の甲のマッサージはとても有効です。

荒井さんのひじの腱鞘炎は、トムゼンテスト（62ページを参照）、チェアテスト（62ページを参照）、中指伸展《ちゅうししんてん》テスト（63ページを参照）に加え、四指伸展テスト（66ページを参照）を行って、ひじの外側から中指につながっている筋肉が傷んでいることがわかりました。また、手首の腱鞘炎は、親指の二つの筋肉が傷んでいました。

ひじの腱鞘炎の場合、ひじの外側を起点に人さし指から小指までつながっている

7本の筋肉のうち､どの筋肉が傷んでいるのかをテストで見極める必要があります。また、手首が痛む場合は、手首だけの腱鞘炎なのか、ひじの腱鞘炎が隠れているのかを、手首とひじのテストを行って判断することが重要です。

整形外科に2ヵ月通っても症状が改善しなかったのは、テスト不足のために原因になっている筋肉への治療ができていなかったからでしょう。まだ違和感の段階でセルフケアを行う場合、第2章で紹介しているテストを不足なく必ず行うようにしてください。

ひじと手首の腱鞘炎の場合、傷んでいる筋肉をマッサージでゆるめて、ゆるんだままの状態で固定して休めることが基本です。

マッサージは心地よい程度の強さで、30〜60秒行います。強くもんだり、長くもみすぎたりしないことが重要です。ゆるめるためのマッサージも、強かったり長すぎたりすると、筋肉がかえって緊張して硬くなり、逆効果です。

特定の部位を使いすぎて発症する腱鞘炎ですが、セルフケアもやりすぎないことが重要です。
荒井さんは指導したセルフケアを正しく行ったので、直接の治療は一度ですみました。また、症状が解消した現在もマッサージを続けているのはすばらしいことです。

手を使う仕事の前後にセルフケアをするのは、スポーツのウオーミングアップ、クーリングダウンと同様の意味があります。ウオーミングアップなしにいきなりスポーツをすると筋肉がけいれんしたり肉離れを起こしたりして、クーリングダウンを怠《おこた》ると疲労が蓄積します。これと似たようなことがひじや手首の腱と腱鞘の間で起こっていると考えると、わかりやすいでしょう。

これからも手の使いすぎに気をつけると同時に、セルフケアも心がけ、お子さんとの入浴タイムを楽しんでください。

曲がったまま伸ばせなくなった中指がその場で動かせるようになり1ヵ月後には痛みも消えた

藤岡三也花《ふじおかさやか》さん
主婦・21歳

一日9〜10時間はパソコンかスマホ

私は現在妊娠中で、1ヵ月ほど先に出産を控えています。現在は母子ともに健康で、夫も両親も、元気な赤ちゃんとの対面を楽しみにしています。そんな私ですが、2017年の1月には、赤ちゃんが生まれてもきちんとめんどうがみられるか不安に感じていました。

というのも、妊娠してしばらくすると、利き手である右手の中指が腱鞘炎《けんしょうえん》になってしまったのです。私の場合、痛みや動かしにくさに加え、バネ指といって、指が曲がっ

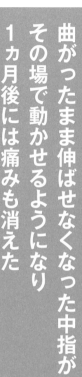

たまま伸びなくなりました。

妊娠を機に専業主婦になり、自宅で1人で過ごすことが多くなった私は、時間つぶしにパソコンでネットサーフィンをしたり、スマートフォン（スマホ）でゲームをしたりする時間が極端に多くなりました。朝、夫を見送って家事をこなしたあとに2時間、午後は5〜6時間、夜も2時間ほどと、家事や買い物の時間以外の家にいる間は、パソコンかスマホのどちらかを操作していました。

最初はとくに何も感じませんでしたが、3〜4ヵ月ほどたったころから、ほかの指に比べて右手の中指が重く感じられ、動かしにくくなってきました。

そのときはまだ、「動かしすぎてつっているのかな」と簡単に考えて、パソコンもスマホも続けていました。すると、日に日に動かしにくさが増してきて、指を曲げ伸ばしするときに何か引っかかる感じになってきたのです。

お風呂に入ったときにもんだり曲げ伸ばしをしたりすると、多少は動きがスムーズになります。しかし、それは入浴直後だけで、翌日、朝食の用意などで手を使うと元の動かしにくさに戻ってしまいます。しかし、動かしにくさを感じながらも、パソコンもスマホも手放せませんでした。

その後、指が引っかかる感じがだんだん強くなってきて、1ヵ月ほどすると中指のつけ根に痛みを覚えるようになりました。さらに2～3ヵ月後には、指を動かそうとすると激痛が走り、中指は動かせなくなってしまいました。

私は、自分の指に何が起こっているのか、どうしたらよいのかわかりませんでした。そこで、中指以外の指を使ってインターネットで調べると、私の症状は腱鞘炎らしいことがわかったのです。

すぐに整形外科で診《み》てもらうと、やはり腱鞘炎で、指がカクカクとなるのは症状が進んでバネ指になっているからだといわれました。私はパソコンのキーボードを打つときに中指を多用するクセがあります。また、マウスも人さし指と中指を多く使います。いちばん使う中指に負担がかかり、腱鞘炎になってしまったようでした。

病院では、湿布《しっぷ》とぬり薬を処方されました。その後、2～3回通院しましたが、そのたびに湿布とぬり薬を処方されるだけで、症状に改善は見られませんでした。まともに家事もできないありさまで、包丁も力を入れては握れず、硬い食材は切れません。字を書いても震えたような字になってしまいます。痛みをこらえながら、なんとか家事をこなしていた状態で、夫もいろいろ手伝ってくれましたが、迷惑のかけっぱなしでした。

4回めくらいの通院のときに、医師から「手術も考えましょう」といわれましたが、妊娠中なので手術は避けたいと申し出ました。その後も1ヵ月ほど通院しましたが、症状にまったく変化はありませんでした。

指のカクカクした動きが解消した

私はほかの方法を探そうと思い、インターネットで調べていたところ、自宅からそれほど遠くないところに高林孝光《たかばやしたかみつ》先生の治療院があることを知りました。

笑い話になりますが、治療院に最初に行ったとき、中指が曲がったままの状態だったので問診票が書けず、高林先生の質問に私が口頭で答える形で、先生に記入していただきました。

その後、ひじの腱鞘炎を併発していないかを確かめるため、ひじを曲げた状態で先生に押さえてもらい、その力に対抗してひじを伸ばすテストをしました。その結果、私の場合はひじの腱鞘炎はなく、確かに指の腱鞘炎でバネ指になっていると確認できました。

驚いたことに、指のつけ根の関節のところに痛みがあるにもかかわらず、高林先生は「第二関節（指先から数えて二番めの関節）の使いすぎです」といったのです。病院では「指の使いすぎ」としかいわれなかったので、私は当然、痛む指のつけ根に原因があると思っていました。そのため、湿布やぬり薬は指のつけ根に貼ったりぬったりしていました。

高林先生には、指を一度曲げられるところまで曲げ、そこからゆっくりと指を伸ばしてもらいました。もう一度曲げてまた伸ばすことを3回ほどくり返しました。指を伸ばすときに痛みはありましたが、がまんできないほどの激痛ではありませんでした。すると、治療院に来るまでは曲がったまま動かせなかった右手の中指が、多少の引っかかりは感じるものの、自分の力で曲げ伸ばしができるようになったのです。その後は第二関節が曲がらないようにテーピングをしてもらいました。

先生には、指の曲げ伸ばしの運動とテーピングを自宅でもするように教わりました。そして日中の空いている時間や入浴中など、一日2〜3回、曲げ伸ばしの運動をしたあとに、テーピング用のテープの代わりにバンソウコウを2枚使って中指の第二関節に巻いて固定するようにしました。

曲げ伸ばしの運動をする前にバンソウコウをはがし、運動後にバンソウコウを巻き直します。家事やパソコン操作は必ずバンソウコウで固定した状態で行い、入浴時にはがして翌朝、曲げ伸ばし運動をしたあとに巻きました。

最初に先生に曲げ伸ばし運動をしてもらって、指が動くようになったのは驚きでした。この方法は効果があると感じた私は、先生にいわれたとおり自宅でも曲げ伸ばし

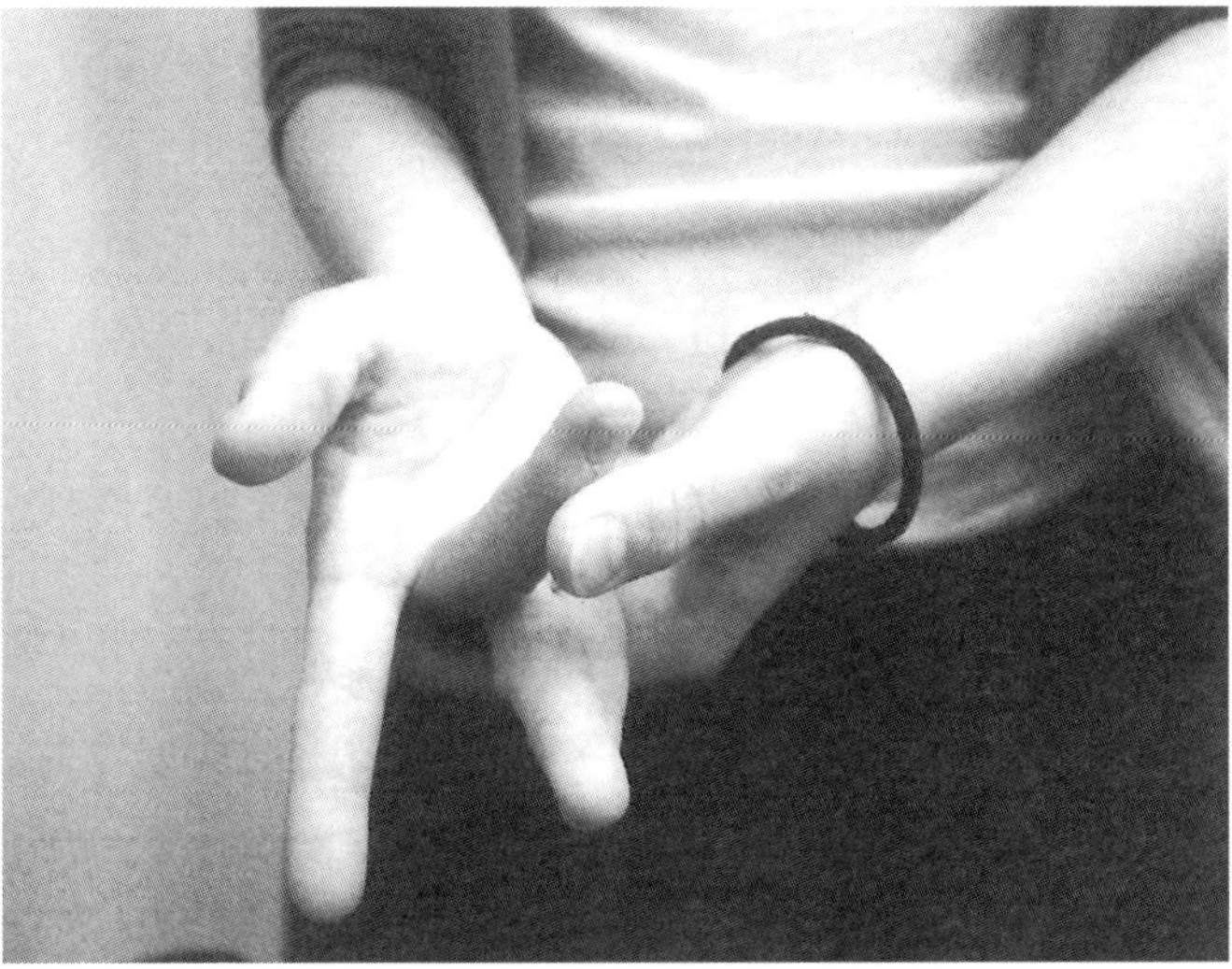

曲がらない中指をできるところまで曲げて伸ばすことをくり返した

運動とテーピングを続けました。

最初の1週間は、曲げ伸ばし運動をするときに少し痛みを感じました。それでもがまんして続けていたところ、さらに1週間後くらいから痛みがなくなり、指の動きもだいぶスムーズになってきました。

そして、1ヵ月後には、痛みやカクカクした動き、引っかかる感じがすっかりなくなり、以前のようにスムーズに動かせるようになったのです。

現在は曲げ伸ばし運動とバンソウコウでの固定はしていませんが、指に違和感はありません。治療院へは指の手入れの意味で、1ヵ月に1度通っています。

腱鞘炎がよくなってからは、これまでのことを反省し、パソコンやスマホを使う時間を減らしました。また、パソコンを使うときは、姿勢や手首の角度に気をつけたり、キーボードをやさしく打つようにしたりしています。さらに、スマホも両手を使って操作しています。

生まれてくる赤ちゃんのためにも、腱鞘炎が治って本当によかったです。母になったら忙しい毎日が待っていますが、赤ちゃんの世話で再び腱鞘炎にならないよう気をつけ、夫や両親とともに幸せな家庭をつくっていきます。

高林先生のコメント

藤岡さんが最初に来院されたときには、指の腱鞘炎の症状が進んでバネ指になっていて、右手の中指が曲がったままのため鉛筆も持てませんでした。一見して指の腱鞘炎と判断できますが、パソコンやスマホをよく使うようでしたので、念のためにひじのパソコン・スマホ腱鞘炎がないかテストを行いました。結果は指の腱鞘炎だけでした。

藤岡さんは一日10時間近くもパソコンやスマホを使っていたため、指に大きな負担がかかっていました。中指が腱鞘炎になったのは、パソコンのキーボードを打つときに中指を多く使い、さらにキーボードをたたくように強く打っていたためでしょう。また、スマホを持つときに中指で強く持つクセがあったのかもしれません。

バネ指になるまで進んだ指の腱鞘炎は、指のつけ根に痛みや米粒状の腫瘤《かたまり》ができて指が伸ばせなくなり、日常生活を送るうえで非常に不便です。

痛みや腫《は》れが指のつけ根にあるため、痛み止めの注射やぬり薬、湿布などの治療は指のつけ根に施《ほどこ》しがちです。しかし、指の腱鞘炎で問題がある部位は、第二関節です。第二関節をターゲットにしなくては、いくら治療しても効果は出ません。違う部位への治療を行い、その結果、症状が改善しないからといって、藤岡さんのケースのように手術をすすめられることもあります。

手術は指の手のひら側にある腱鞘（腱をおおうトンネル状の組織）を切って開くだけです。そのまま皮膚を縫うので、中にある腱鞘は開いたままの状態になり、本来の腱（筋肉と骨をつなぐ結合組織）の動きをコントロールする役割を果たせなくなります。

また、傷も目立ち、指の腱鞘炎の手術をした人のなかには、人と握手ができない、手を広げられないなどの行動面だけでなく、気持ちの面でも悪影響が出る場合があります。手術は正しい診断と正しい治療やケアを行って、それでも症状が改善しない場合の最後の手段と考えてください。

藤岡さんが指に違和感を覚え、腱鞘炎へと進んでいったのは、妊娠してからでした。女性は妊娠中や出産後、または閉経《へいけい》後に腱鞘炎になりやすいものです。これは女性ホルモンの変化によって、腱が硬くなったり、腱鞘が厚くなって内腔《ないくう》が狭くなったりして、腱と腱鞘がスムーズに動かなくなるからです。

このように体のしくみとして腱鞘炎になりやすい時期の女性が、指や手首、ひじを使いすぎると、腱鞘炎の発症リスクが非常に高くなります。これらの時期にあたる女性は、ふだん以上に手の使いすぎに注意する必要があります。

バネ指の治療とケアは、指を曲げ伸ばしして、少し無理をしてでも腱を腱鞘に通し、腱鞘の内腔を広げます。藤岡さんも、初めて来院された日にこの治療を行い、曲がったままだった中指をその場で曲げたり伸ばしたりできるようになりました。痛みに対する恐怖心からなかなか思い切れないかもしれませんが、腱鞘炎を改善するために勇気を出してください。

曲げ伸ばし運動を行ったあとは、指の第二関節が動かないようにテーピング用のテープやバンソウコウで固定します。多少の不便さはありますが、固定することで第二関節を休ませることができ、徐々に症状が改善してきます。

腱鞘炎の症状がなくなったからといって安心は禁物です。再発しないように、手を使いすぎないよう、日常生活全体を見直すように心がけてください。

おわりに

いま、腱鞘炎《けんしょうえん》になる人がとても増えています。なかでも、パソコンやスマートフォン（スマホ）の使いすぎによる「パソコン腱鞘炎」「スマホ腱鞘炎」で悩む人が急激に増加し、私の治療院へも「痛みをどうにかしたい」と、毎日のように患者さんがかけ込んできます。

腱鞘炎がなかなかよくならない理由の一つに、よくならないような治療が行われていることがあげられます。

でも、安心してください。本書で紹介しているセルフケアを行えば、腱鞘炎はきっとよくなります。

みなさんはジグソーパズルを組み立てたことはあるでしょうか。ジグソーパズルは、1枚の絵や写真をいくつものピースに分け、一度バラバラにしたものを再び組み立てます。ピースのなかには、よく似た形をしたものはたくさんありますが、まったく同じ形のピースは一つもありません。

ここに「腱鞘炎がよくなる絵」のジグソーパズルと、「腱鞘炎がよくならない絵」のジグソーパズルがあったとしましょう。そして、何かの拍子に、二つの絵のパズルのピースが1枚だけ入れ換わったとします。

一生懸命に「腱鞘炎がよくなる絵」のパズルを組み立てようとしますが、ピースが入れ換わっているのでパズルは絶対に完成しません。

腱鞘炎がなかなかよくならないのは、パズルが完成しないのと同じこと。つまり、腱鞘炎の治療に、よくならない治療が紛《まぎ》れ込んでいるからです。

柔道整復師であり、鍼灸《しんきゅう》師である私は、鍼灸接骨院の院長として以外にも、中学校のバレーボール部や車イスソフトボール日本代表チームのトレーナーとして、スポーツ選手のケアをしてきました。

これらの経験から知ったことの一つに、どの腱鞘炎の患者さんも「腱鞘炎がよくなる絵」がハッキリと描かれたパズルを渡されていませんでした。安静にしていれば「腱鞘炎がいつかよくなる絵」が描かれたパズルを渡され、それを懸命に組み立てているのです。

なかには何も描かれていない真っ白なピースを、不安になりながら毎日、毎日、組み合わせている患者さんもいました。

そんな患者さんに、「腱鞘炎がよくなる絵」がハッキリ描かれているパズルを渡し、「腱鞘炎がよくならない絵」のピースを取り除いていっしょにパズルを完成させるのが、私の役割であり仕事だと考えています。

その役割・仕事の一つとして、いま、「腱鞘炎がよくなる本」を完成できたことに喜びを感じています。

本書は、これまでなかった腱鞘炎を改善するパズルです。私といっしょに間違ったピースを正しいピースに換えましょう。一つひとつピースを組み立てていくうちに不安が消えていき、最後には「腱鞘炎がよくなる絵」のパズルが完成するはずです。

みなさんとともにパズルを完成させ、腱鞘炎の痛みのない毎日を取り戻すお手伝いができれば、それに勝る喜びはありません。

2024年、初夏の候

著者記す

高林孝光（たかばやし・たかみつ）

1978年東京都生まれ。はり師、きゅう師、柔道整復師。アスリートゴリラ鍼灸接骨院院長。フジテレビ系列『ホンマでっか!? TV』に運動機能評論家として出演、雪印メグミルクの「かんたん骨（コツ）体操」の体操考案、指導も行っている。主な著書に『五十肩はこう治す！』『身長は伸びる！―― 子どもはもちろん！大人になっても』（ともに自由国民社）、『たった10秒！子ども筋トレで能力アップ―わが子がたちまち限界突破！』（さくら舎）、『病気を治したいなら1分間肝臓をもみなさい【新装版】』『死ぬまでお酒を飲みたい人のための1分間肝臓マッサージ』（ともにワニ・プラス）などがある。
アスリートゴリラ鍼灸接骨院のホームページ
https://www.hiza2.com

参考文献

『身体運動の機能解剖』
Clem W.Thompson,R.T.Floyd 共著　医道の日本社

『標準整形外科学（第13版）』
中村利考、松野丈夫　監修　医学書院

腱鞘炎は1分でよくなる！
つらい痛みが消えていく最新セルフケア

著者　高林孝光

2024年7月10日　初版発行

発行者　佐藤俊彦
発行所　株式会社ワニ・プラス
〒150-8482
東京都渋谷区恵比寿4-4-9　えびす大黑ビル7F
発売元　株式会社ワニブックス
〒150-8482
東京都渋谷区恵比寿4-4-9　えびす大黑ビル

ブックデザイン　柏原宗績
イラスト・図版作成　はやし・ひろ
DTP　小田光美
印刷・製本所　中央精版印刷株式会社

ISBN 978-4-8470-7449-3
ワニブックスHP　https://www.wani.co.jp

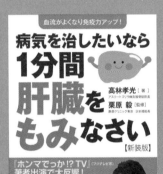

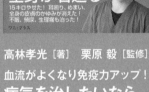

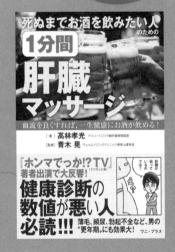